マイナビ新書

グチの教科書

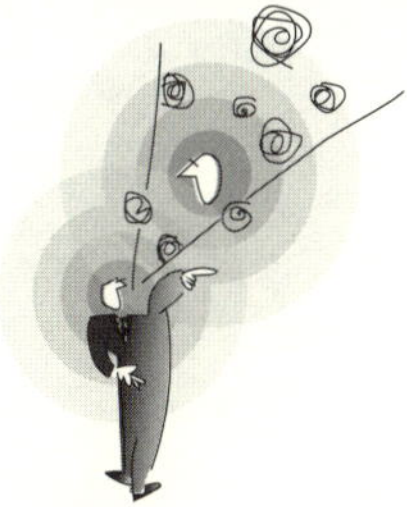

原 祐美子

マイナビ新書

はじめに

「この資料、図も入っていないし、言葉も足りない。わかりにくいよ。やり直して」

たとえばあなたが1週間かけて準備した資料を上司に提出したところ、こんな風にダメだしされ、思わずグチを言ってしまったとします。

あなたはどちらを選びますか？

A「図を入れろなんて言われてないし、わかりにくいって人それぞれじゃん。あの上司になってから本当についていない」

B「あー。ダメだしされた。結構頑張ったのにな……。でも、見た人がわかりにくい資料じゃしかたないな。図を入れたらもっと良くなるかな」

圧倒的に良いのはBです。

グチにも良いグチと悪いグチがあります。

グチはありたい状況と現在の状況に差があると言ってしまうもの。そうであれば、単に差を感じてストレスの発散をするためだけに言うのではなく、少しでもありたい状況や、次の成果につなげられるように言った方がずっと良いのです。


私は、社会保険労務士及び産業カウンセラーとして、多くの中小企業の人事担当者や経営者を通じてさまざまな社員の話を聞き、問題を抱えた人と直に接してきました。同じような逆境にいたとしても、前向きに早く立ち直る人もいれば、ネガティブな考え方をして自ら逆境にとどまり、つらい時間を長引かせる人もいます。

この違いはどこから生じるか、仕事を通じて多くの方の話を聞きながら、考えてきました。そして、早く立ち直り、次の行動に移せる人には、グチの言い方にも特徴があると確信するようになりました。人生のアイドリング時間が短ければ、その分、夢を実現できる可能性が高まります。

この私の経験を今回、体系立ててまとめました。どうせ言うなら良いグチを言って幸福な人生と成功を手にしましょう。

本書は、大きく3つの内容に分けられます。（1）分析、（2）具体的なグチの言い換え、（3）言い換え方をシチュエーションに当てはめたもの、です。

第一章ではグチの効能について考え、第二章ではグチの構造を分析しました。よく出るグチを類型化し、パターン化して具体的なグチを例示し、発生のプロセスや要素への分解を通じて、悪いグチを言わないように意識できます。

第三章では、悪いグチを良いグチに変える簡単な方法を解説します。受ける印象を少しでもよくするために、大げさな表現を修正したり、厳しい言葉をマイルドにしたり、時には突っ込んで茶化したりすることで、グチが生じる状況は同じでも、受け取り方を変えて少しでもポジティブになれるようにします。また多くの改善例を盛り込んで実際に活用できるようにしました。

第四章から第七章では、グチの対象をシチュエーション別に考えてみます。具体的には仕事、人間関係、自分、世の中の4つに分けて、それぞれの特徴や注意点を踏まえ、第三章で紹介した言い換えをそれぞれのシチュエーションで頻出するグチに当てはめます。この章によって、より具体的に、悪いグチを良いグチに言い換えることができるようになります。

そして第八章では、人生をよりよくするための考え方を解説しました。


本書は、仕事やプライベートで少しつまずいて立ち止まったときにこそ読んでいただきたいと思っています。

受験、結婚、育児、就職、失業や転職、介護など、さまざまなライフイベント時に、今までと違った状況に戸惑い、つらい思いをし、まるでぬかるみやアリ地獄にでも入り込んだように感じることもあるでしょう。

そんなつらいとき、悪いグチを言い続けていては、今だけでなく未来までも悪くしてしまいます。

この本によって良いグチを言えるようになり、仕事や人生において逆境のときにも、状況を前向きに捉え、新たな一歩を踏み出す助けとなれば幸いです。

グチの教科書

目次

第三章　ネガティブなグチをポジティブに変えるコツ

第四章　仕事の正しいグチり方

第五章　人間関係のグチはこう言おう

第六章　自分自身に対するグチへの対処法

第七章　世の中に対するグチの流儀

第八章　グチを征するものは人生を征する

第一章

「くそ、ありがとう！」の驚くべき効果

「くそ」で止めてしまう弊害

生存時間72時間の壁という言葉をご存知でしょうか。
グチの本に、生存時間がどんな関係があるのかとお思いになるかもしれません。
実はとても深い関係があるのです。

生存時間72時間の壁とは、災害などで人が遭難したとき、72時間を境に大きく生存の確率が異なってくるというものです。

尊敬する知人の登山家、小西浩文さんから聞いた話です。

人間は、けがをしているなどの特別な事情がなければ、72時間飲まず食わずでも死なないそうです。しかし、現実には、亡くなってしまう。これは、脳が絶望を感じて身体の機能を停止してしまうため、本来、死ななくてもいい状況で亡くなってしまうのだそうです。

一方、72時間をはるかに経過して10日間くらい経ってから生きて見つかる人もいます。

この違いは何によって生じるのでしょうか。それは身体ではなく、心の持ち方の違いから生じるとのことです。長い間救助の気配がなければ多くの人は絶望にとらわれ心身ともに病んでいきます。しかし、このような光のない真っ暗闇の中であっても、自分は大丈夫だと思い込める人もいます。その人は、心の中で暗闇を照らす希望の光を自ら作り出しているのです。これが生命力につながっているのだそうです。


2010年にチリで鉱山の落盤事故が起きました。

地下深くに閉じ込められてしまった鉱山作業員たちはどのようにして心に光を作り出して生き延びることができたのでしょうか。この事故に関する書籍（『チリ33人 生存と救出、知られざる記録』ジョナサン・フランクリン 共同通信社）を読むと、彼らがポジティブな感情によって士気を高揚させチームワークを維持したことがわかります。

彼らは当初、絶望感にとらわれました。地下634メートルの場所に閉じ込められた33人は骨折などの大きなけがこそありませんでしたが、高温多湿の劣悪な環境でまともに寝られず、酒やタバコがないことでイライラして喧嘩も絶えませんでした。ヘッドランプの電池はなくなり、シェルターには水や食料もわずかしかありませんでした。さらに、あらゆる脱出口を探しては失敗し、外に気がついてもらうための取り組みにも反応はありませんでした。作業員たちは、自分たちが生きて救出されるのか不安でたまりませんでした。

しかし彼らは発見されるまでの17日間、みんなで真っ暗闇の中で心の火を消すことなく、協力し合うことができました。運が良かった点もあるでしょうが、まずは、自分たちは生き延びるのだと決めて一致団結したことが、全員無事に助かることができた、もっとも重要な要素であったのだと思います。

もしこの状況で誰かがグチを言い続けていたらどうでしょうか。

「こんな事故に巻き込まれたのは不幸だ」、「どうせ助かるわけない」と言ってみんなの士気を下げ、心のまとまりをなくせば、食料の奪い合いや争いが起きて、無駄に体力を奪われ全員生存はありえなかったでしょう。

悪いグチは、起きた状況をさらに悪いものにします。起きてしまった災害や事故はしかたのないことですが、悪いグチは、すぐにでも止めることができます。

特別な災害時に限らず、暗い状況でいかに気持ちを切り替えて光を作り出すかということはとても重要です。

日常生活でも、ひどく落ち込んだり、嫌な気持ちになったりすることはいくらでもあります。

そんなとき起きてしまったことを後悔し続けたり、他人を責め続けたりして、「くそ」という言葉だけで終わっては、状況を変えることはできません。

いったんはひどい現況に「くそ！」と言ってしまってもかまいません。でも、その後には気持ちを切り替え、心に光を作り出せるようになりましょう。希望を持ち続けることを、決してやめてはいけないのです。

心の筋肉を鍛えよう

前向きな気持ちでいれば助かるということを知ったとしても、日頃からマイナス思考の人は、災害のときに自分が助かると信じ込むことはできません。マイナス思考からプラス思考への切り替えは、いざというときに急にすることはできません。日頃から切り替えを早くするという意識を持つことが大切です。

チリの落盤事故においてもそうでした。

鉱山労働者のひとりであるホセ・エンリケスはキリスト教の牧師として教会で夜に働いていた経験をいかして、閉じ込められた男たちのために礼拝を取り仕切り、男たちの気持ちを十分にリラックスさせました。

別のひとりであるマリオ・セプルベダは、母親は彼が生まれたときに亡くなり、父親には見捨てられ、幼い頃から「6人の兄弟姉妹たちと一つの寝床を分け合って成長し」、幼年期から「人生は生き残るための戦いだった」そうです。彼はシェルターのなかでただ救出を待つことにしたいとする多くの男たちを説き伏せ、「先を見越して生存を図る行動力の旋風」となり、男たちの心を前向きにしました。

このように日頃から心の準備ができている人がいなければ、全員無事に脱出することはできなかったでしょう。

チリの落盤事故においては、生死の境目で生き残ってきた経験に裏打ちされた自信とそこから発する強烈なバイタリティ、そしていざというときに人間の心のよりどころとなりうる宗教によって大きく救われた部分がありました。このふたりによって地下深くに閉じ込められながらも、鉱山労働者たちは生きて再び地上に出る希望を持ち続けられるようになりました。

日頃の練習の積み重ねもなしに、いきなり持久走で速く走ったり、バスケットボールで活躍したりはできないのと同じように、ハードな状況に対応できるようになるためには、日常から明るい心を持つ「筋肉」を鍛えておくことが必要です。

心の筋肉を鍛えるために、普通の人であってもすぐ簡単にできて、継続できることはなんでしょうか。

まずは常にポジティブな感情を持つよう心掛けることです。そしてどんなつらいときでも「ありがとう」という言葉を最後に言って感謝して締めくくるくせをつけることです。

感謝すると同時に、嫌なことがあったとしても早めに自分の気持ちを整理して、明るい気分に戻します。


失恋したり、頑張った仕事で認められなかったりすれば、悲しいつらい気持ちがあって当然のこと。それをなかったように振る舞うのは、自分の感情にふたをすることになります。

自分の本当の気持ちを表面に出して認識すること、他人に聞いてもらうことも大切なことです。

嫌なことがあったら「嫌だ」、怖いことがあったら「怖い」と表現しましょう。表現すれば認識できます。認識し、対処するために自分の感情を表現して自分の気持ちを整理しましょう。

でもそれで「こんなにつらい状況か」と暗くなって終わりではなく、気持ちを切り替えることこそが大切です。

暗くなる時間を一切持ってはいけないわけではありません。

マイナスの感情を持たない、グチを言わないことではなく、マイナスの感情を持ったり、グチを言ったりした後にどれだけ早く立ち直れるかどうか、そのスキルを常日頃から鍛えておくことが大切なのです。

「ありがとう」の効用

米ペンシルバニア大学のマーティン・セリグマン博士によって、1998年に創設されたポジティブ心理学という学問があります。

病気の人を対象としていたそれまでの心理学に対して、ポジティブ心理学とは、通常の人がよりよく生きるための研究です。

セリグマン博士は、著作『ポジティブ心理学の挑戦』（ディスカヴァー・トゥエンティワン）において、ポジティブ心理学のテーマはウェルビーイング（良い生き方・存在）であり、目標は持続的幸福度を増大することだと考えていると述べています。

また、持続的幸福度はポジティブな感情など5つの要素を得ることによって高まるとしています。楽しみ、歓喜、恍惚、温もりといった快いと感じるポジティブな感情を常に持つことによって持続的な幸福度は高まります。

ポジティブ心理学の研究のひとつに、修道院の尼さんの日記を分析したものがあります。その結果、暗い人より明るい人の方が長生きであることがわかりました。修道院なので、仕事や服装、食事など生活環境はだいたい同じです。それでも生活に対する解釈は人それぞれに違うのです。

長生きするから明るいのではなくて、明るいから長生きするのです。いい状況が人を明るくするのではなくて、明るいからいい状況になるのです。

「ありがとう」という感謝の言葉は、言っても言われても快い感情を作り出すものであり、「ありがとう」と声に出して言うことによって心が明るくなります。出来事はそのまま感情につながっているわけではありません。出来事を解釈することによって、感情が生まれるのです。

解釈の仕方は人それぞれ、その時々によって違い、その結果生まれる感情も異なります。

自分にとってつらいと思う出来事をよかったものとして解釈し直すことは可能です。つらい出来事でも、振り返ってみれば、「あのことがあったからこそ良かった」と思うことが誰にでもあるはず。

・けがをして別のスポーツに転向したら、成果をあげることができた
・失恋した後に、本当に大切と思える恋人に出会えた
・受験に落ちて行った第二志望の学校で、生涯の親友ができた

ことわざでも、「人間万事塞翁が馬」や「風が吹けばおけ屋がもうかる」と言われるように、どの出来事が何をもたらすのか、どこでどうなるかはわからないもの。「ピンチはチャンス」という言葉もあります。

ひとつの出来事が将来にどうつながるかわからないのだから、いま起きていることを良いことだと解釈するのも悪いことだと解釈するのも自由です。

それならば、自分に起きたどんな出来事も良いことだと解釈してポジティブな感情に変えて、「ありがとう」と言う方が人生は楽しくなります。

状況が良くならなくても「ありがとう」と付け足しましょう。

言霊《ことだま》といって、言葉には力があると考えられています。「ありがとう」という言葉は前向きな力を与えてくれます。

口に出して言う、言わないだけでも大きな違いがあるのです。

状況が悪いときにこそいいことをしよう

常日頃から、自分が自分を幸せにするための努力をするという考え方や行動を身につけていきましょう。

幸せになる方法はひとつではないかもしれませんが、幸せになろうとポジティブに生きている人は、自分のことを好きになることができますし、周りの人もみていて気持ちがいいものです。

結婚を約束し、同棲していた彼にふられてしまったとします。とてもつらい思いを味わうでしょうし、友達の誰もが同情し、慰めてくれるでしょう。

しかし、いつまでもグチを言っているだけではいつしか友達も離れていくでしょうし、自分自身もつらいままです。

ポジティブ心理学のセリグマン博士は前出の著書のなかで人間関係の重要性について説いています。人生における素晴らしい出来事の多くはひとりではないときに起きたはずだとして、困ったときに相談したり、一緒に笑い合ったりする人間関係を持っていることが、持続的な幸福度に寄与することを説いています。

また、友人から聞いたという、不機嫌な様子の子供に対して母親が言った「ステファン、あなたは機嫌が悪いようね。外に出て、誰かを助けてきたらどう？」というセリフを例に、「他人に親切にする」という行為がウェルビーイング度を一時的に向上させる唯一信頼できる方法だとしています。

笑顔で「ありがとう」と言うのも親切な行為のひとつです。

同棲をしていた彼にふられてしまったなら、同棲を解消するときに引っ越し屋さんに「ありがとうございます」と言いましょう。

気が晴れないときには、電車やバスに乗って出かけたり、素敵なカフェにお茶をしに行きましょう。

そして、駅員さんやバスの運転手さん、カフェの店員さんなど、出会う人々に「ありがとう」と言い続けることです。

笑顔を交わし合って周りの人の温かさに触れれば、マイナスの気持ちにとらわれている状況から、気持ちも切り替わります。

気持ちが落ち着いてくれれば、お別れをする彼にも、「これまでありがとう」と言えるのではないでしょうか。

状況が悪いときにこそ良いことをしましょう。「ありがとう」という言葉はその第一歩です。

第二章

絶対使ってはいけないネガティブなグチを覚えよう

グチは毒にも薬にもなる

グチは毒にも薬にもなるものです。グチを言うなら、毒ではなく薬にしましょう。

グチには、良いグチと悪いグチがあります。

グチの特徴を学んで、悪いグチを減らしていきましょう。

『大辞林』によれば、グチ（愚痴・愚癡）とは、「①言ってもしかたがないことを言って嘆くこと」「②《仏》三毒の一。物事を正しく認識したり判断したりできないこと。愚かであること。また、そのさま。痴。癡」と書かれています。

グチは「言ってもしかたがないこと」です。「グチが多い人」といってイメージするのは、ネガティブなオーラをまとって自分では解決できないこと、自分には関係ないこと、過去にすぎてしまったことについて何度も何度も言う人ではないでしょうか。

また「グチが毒である」については、仏教を持ち出すまでもなく、私たちが日々感じていることかもしれません。

知り合いから聞いた話です。

職場に「あー、楽しいことないかなー」が口癖でいつも仕事のグチを言っているSさんという人がいました。Sさんはしだいに胃腸の調子を悪くし、その後、本格的に体調を崩して入院してしまいました。

知り合いは、その様子を見て「口は災いの元ってこういう場面でも言うんだ」と思ったそうです。

口は災いの元ならぬ、グチは災いの元です。

Sさんは、日々、自分で出す毒を飲み続けた結果、健康を害してしまったのです。


グチと寿命との相関関係は第一章で紹介した修道院での調査にも明確に表れています。ポジティブな日記をつけていた尼さんは、ネガティブな日記をつけていた尼さんよりも平均して約7年から10年も長生きしたのです。

仏教で百八つもある煩悩の中の特別な三毒に選ばれるほど、グチが私たちにとって悪い影響を与えるものならば、私たちはもう少しグチについて意識する必要がありそうです。私たちは、グチにより生まれる害についてあまりに無防備で、深く考えることなく、言葉による毒をまき散らしてはいないでしょうか。

しかし、仏教の修行をしているわけでもない私たちには、いきなりグチを言うのをやめるのは難しいものです。

日々の生活は忙しく、グチの種はどこにでもあります。

悩みや怒り、不平不満があるのに「グチを言ってはならない」と、つらい感情を否定することはかえって心の健康によくありません。

悪いものであっても止めることができないのであれば、少しずつでも頻度を減らし、グチの言い方を変えることで、グチによるダメージを減らす工夫が必要です。

「酒は百薬の長」という言葉があります。グチもお酒と同じく適度であれば効用があります。

ある人は、日々、自分にとっての適量をたしなみ、楽しい気持ちで家族や友人と会話を楽しみます。小さなストレスもその日にリセットされるので仕事や人間関係もうまくいきます。

一方、ある人は、飲み会ではめをはずし、一気飲みをしたり、飲みすぎたりします。周りの人に絡んだり、吐いて友人やお店の人に迷惑をかけたりします。一度であれば許されるかもしれませんが、何度も繰り返していれば、信頼を失い、仕事や人間関係にもひびが入ります。それだけでなく、泥酔してけがをしたり、体調を崩して病院に運ばれてしまったりと、自分自身が大きなダメージを受けることもあります。

前者は薬になる飲み方、後者は毒になる飲み方です。


グチを言うことによって、自分の感情を癒したり、嫌な気分を発散できたりします。ときには周囲からの共感を得ることもできるでしょう。また、言葉に出すことで、問題点が見えたり、次への行動につながったりすることもあります。

ただしお酒もグチも、良いものを適量に、が原則です。

グチが発生するプロセスを知ろう

ここでグチが発生するプロセスを見ていきましょう。

グチ発生のプロセスを理解することで、グチの発生を食い止めたり、発生しても途中で抑えることができるようになります。

当たり前のことですが、グチは自然発生するものではありません。図表1の「グチが発生するプロセス」を見てください。下から上に向けて、事実から価値観や経験といった思い込みを巻き込んで不平不満が言語化され、グチになります。

グチが発生するときには、必ず何らかのきっかけがあります。野球を例にしてみると、敵のチームがホームランを打って、自分のチームを逆転したとします。この事実から、自分の頭の中で、「勝つことがよいことだ」、「負けることは恥だ」という価値

図表1：
グチが発生するプロセス

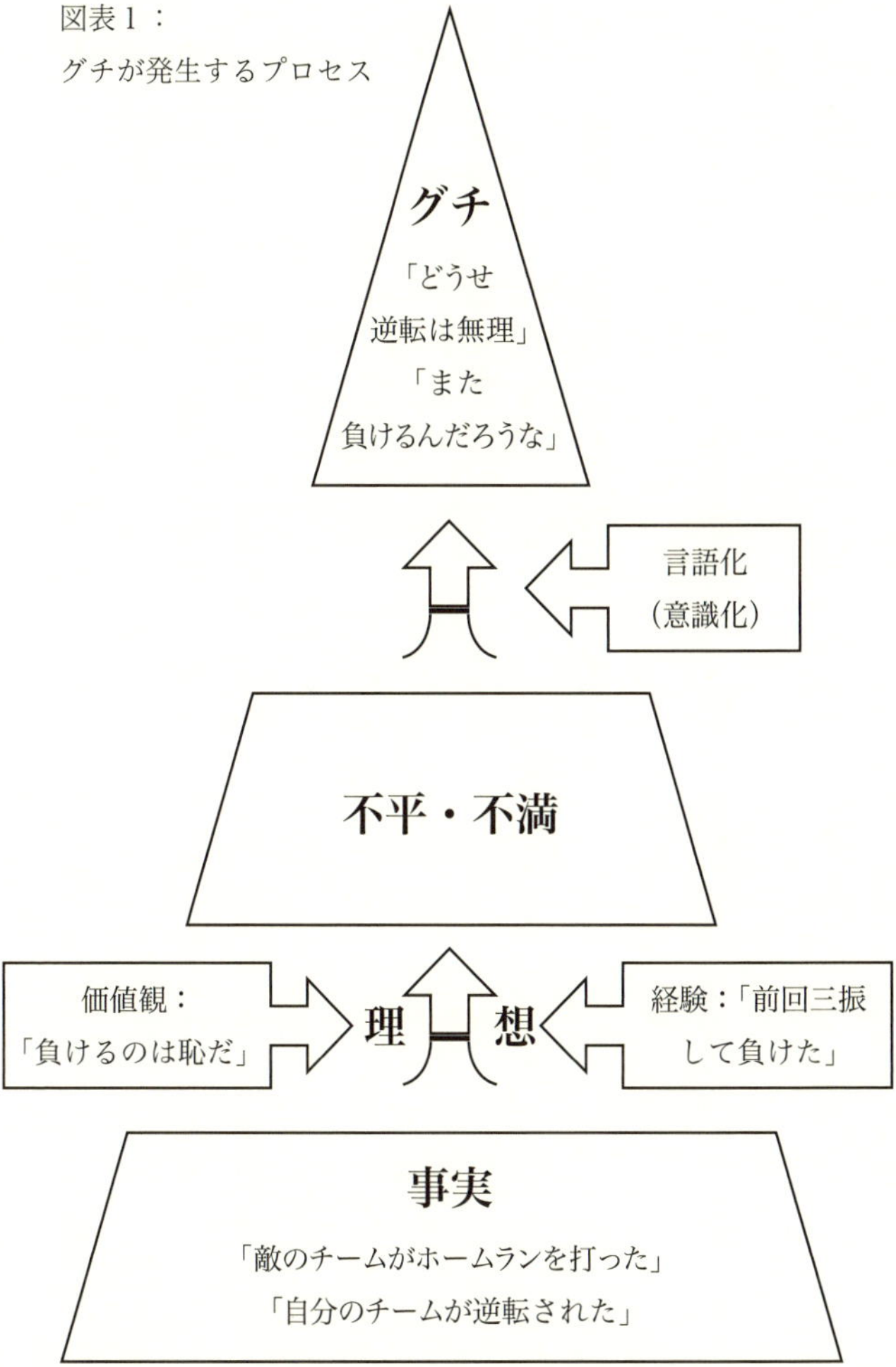
グチ
「どうせ
逆転は無理」
「また
負けるんだろうな」
言語化
（意識化）
不平・不満
価値観：
「負けるのは恥だ」
理
想
経験：「前回三振
して負けた」
事実
「敵のチームがホームランを打った」
「自分のチームが逆転された」

観や、「前回三振して負けた」などというつらい思いが無意識で呼び起こされて不平不満の感情が発生します。

何か自分の頭のうちにある「理想」（価値観や経験等からつくられたもの）に反する「事実」（現実）が起きている場合に「不平・不満」（イライラした気持ち）が発生します。この気持ちが意識化され言語化されて「チームメンバーがミスしたせいだ」、「これから巻き返しなんて無理」、「どうせまた負けるんだろうな」などと外に表出されます。

これが基本的なグチ発生のプロセスです。

ＡＢＣ理論のＢが良いグチと悪いグチの分かれ目

グチの発生プロセスは心理学のひとつである論理療法のＡＢＣ理論の考え方と似ています。

ＡＢＣ理論（図表２参照）のＡは逆境（Adversity）、Ｂは信念体系・考え

(Beliefs)、Cは結果（Consequences）を表しています。自分にとって嫌な出来事（A）があり、それが悪い感情（C）を引き起こしているように感じますが、実際は、AとCが直結しているのではなく、Bの信念や思い込み、考えによってCの情緒的結果が健全なものになるか、不健全なものになるかが決まるのです。Aの不運により、何らかの目的が達成されなかった場合、Bが「達成される方がよい」という考えや好みであればよいですが、「達成されなければならない」という思い込みであると、うつ状態になったり、引きこもりになってしまったりという結果Cを招いてしまいます。

論理療法では、思考能力を使って、自分自身でBのまちがった思い込みを解き、健全な結果を得ることを目指します。

グチでも、まちがった思い込み、持っていても自分を幸せにしない思い込みを解いて、不健全なグチではなく、健全なグチを言うことをめざします。

図表2：
ABC理論の流れ

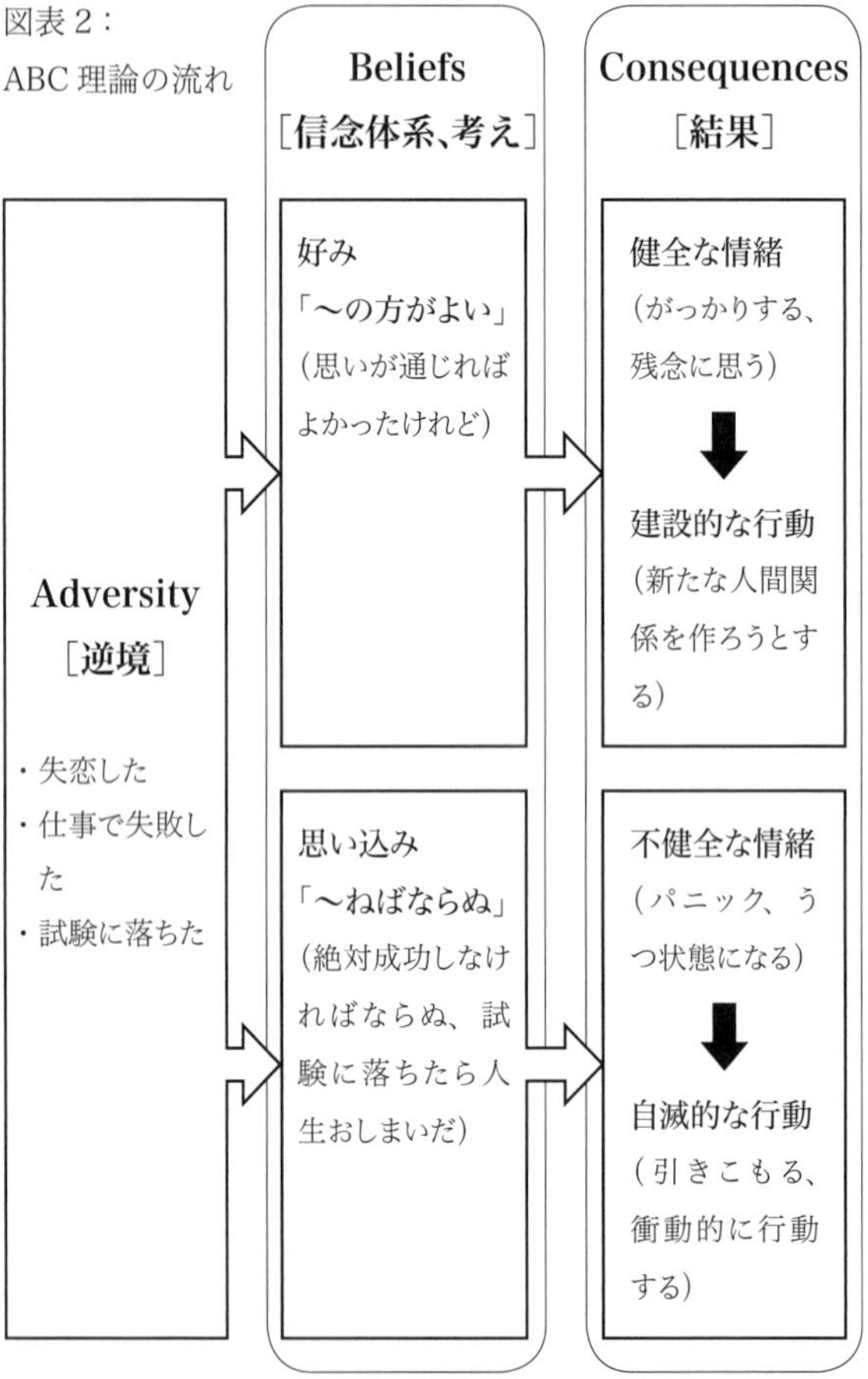
Adversity
［逆境］
・失恋した
・仕事で失敗した
・試験に落ちた
Beliefs
［信念体系、考え］
好み
「～の方がよい」
（思いが通じればよかったけれど）
思い込み
「～ねばならぬ」
（絶対成功しなければならぬ、試験に落ちたら人生おしまいだ）
Consequences
［結果］
健全な情緒
（がっかりする、残念に思う）
建設的な行動
（新たな人間関係を作ろうとする）
不健全な情緒
（パニック、うつ状態になる）
自滅的な行動
（引きこもる、衝動的に行動する）

（出典）アルバート・エリス著『性格は変えられない、それでも人生は変えられる』（ダイヤモンド社刊）P33の図表をもとに作表

グチが出やすい7つの場面

グチはどんなときに出てくるのでしょうか。

グチが出やすい場面を知ることで、「いまは危ない」、「そろそろ出ちゃいそう」と、グチを発する前に備えることができるようになります。

実際に言葉に出る前に察することができれば、悪いグチを止めることができます。

図表3の「グチの種類」のように、グチが起きるシチュエーションはさまざまです。

(1) 日常のイライラ

日常によくある些細な出来事に影響を受けてイライラしてしまう状態がこの分類です。

・セールでお気に入りのものが見つかって手に取ろうとした瞬間に他のお客さんに

図表3：さまざまなグチの種類

日常のイライラ

- 先に見つけたの私なのに。
- 急いでいるのにまたか。
- ちっ！

疑い・不安

- 他に好きな人ができちゃったのかな？
- こんなこといったら嫌われるかも。
- 就職できるのかな。

到達不能

- 行きたいけどお金ないから無理だなー。
- やった方がいいのはわかるけど、どうしたって無理！

自分のコンプレックス

- もっと目がぱっちりしてればよかったのに…
- もっと良い学校でていたらな…。

愛情からの心配

- 帰りが遅いなぁ（何かあったのかな。気になる）。
- もっと勉強したらいいのに…（どうして自分をもっと大切にしないの）。

コミュニケーションミス

- この調査結果レポート、頼んでいた意図と違うんだけど…。
- あなたの仕事なのに、なぜ私がするの？

期待外れ

- え、あんなに頑張ったのにこの評価…？
- SNSが既読なのに全然返信がこない。

取られた。

・乗っている電車が事故で止まってしまう。

・雨の日に横を通りすぎた人の傘があたって服が濡れた。

これらがこの分類の例に当たります。

ポイントは「声を出してため息をついてしまったとき」です。

日常のイライラが発生したなと気がついたら、その事実は小さい、自分では変えようがないと思いましょう。気分がいいときであればどうでもいいようなことがほとんどです。

買いたいと思った品が突然お預けをくらった形になっても、持っていたものを失ったわけではありません。「まだ買い物を楽しめる」と考えれば良いのです。

電車が止まったなら、遅れる連絡をするべきところにはして、広告を見たり、本を読めば良いのです。文句を言って騒いでもそれで電車が動くわけでもありません。

傘があたって服が濡れても、雨の日はしょうがないこと。お互いさまです。自分も気づかないうちに誰かにしているかもしれません。相手に食って掛かっても不快な思いをするだけで自分のためになるとは思えません。そのうち乾くと気分を切り替えましょう。

(2) 不安

自信がなく、自分の現在や未来に不安を持ち、悪い結果を予想してしまう状態がこの分類です。

・恋人の帰りがいつも遅く、そぶりに愛情が感じられなくなってきた。
・就活や婚活がうまくいかず、就職や結婚ができるのか自信が持てない。

これらが、この分類の例に当たります。

ポイントは「ネット検索が止まらなくなったとき」です。

不安を解消しようとして、ネット上に自分と同じ悩みを持つ事例や相談がないか探します。似た情報を見つけたとしても、現実に行動しなければ問題は解決しないため、また同じ不安に対して検索を始めてしまいます。

予想した悪い結果となるかどうかはわからないし、自分に見えているのは一部だけです。ネットを検索しまくって想像を膨らませるよりも、事実をもう一度見直して平静を取り戻しましょう。うまくいかない未来ばかりを想像で膨らませてグチっても仕方ありません。必要があれば行動することです。

(3) 到達不能

やりたいことがあるが、自分の理由によって実現できそうにないというギャップを感じている状態がこの分類です。

・海外旅行のパンフレットを見て興味を持ったけれど、行くだけの貯金がない。

・早起きは苦手だし、運動なんてしたこともないのに、友達から「朝、ジョギングをしたら健康にいいし、痩せるよ」と言われた。
これらが、この分類の例に当たります。


ポイントは「『無理』と言ったとき」です。

「無理」は自分で自分の可能性に制限をかける言葉です。

「旅行に行きたいけれど、行けない」が「残念だなあ」くらいのものであればよいですが、「貯金がないなんて、何て自分はダメ人間なんだろう」、「この年齢で海外旅行に行ったことない人なんて私くらいじゃないかしら……」などとぐるぐると落ち込んだり、自分や家族に当たるようであれば要注意です。

こんなときには、本当にしたいことなのか、やらなくてはいけないことなのか考えてみましょう。

たいしたことでなければ、「まあ、いいか」と付け足して終わりにしましょう。

やった方がいいとわかっているけれど、すぐの実現は難しいと思うなら、「ジョギングは無理でもなるべく階段を使おう」、「海外旅行のために500円貯金からはじめようかな」と小さな一歩を踏み出してみることも、単なるグチと落ち込みから回復できる方法です。

(4) 自分のコンプレックス

自分が持っていて変えようのないものを嘆いている状態がこの分類です。

・自分の顔や体に好きではないところがある。
・学歴や門地が恥ずかしい。

これらがこの分類に当たります。

ポイントは「『どうせ』と言ったとき」です。

人は誰でも自分の容姿や能力に自信のない部分があります。「好きな人ができた」、

「就職したい」など何かのきっかけで、自分に自信のない部分に光があたります。「こんなかわいげのない低い声ではきっと好きになってもらえないだろうな」、「こんな学歴では入社試験に合格できないんじゃないか……」。

この悪い予想が当たってしまい、「やっぱり」という思い込みがこじれて強化されるとコンプレックスになってしまいます。

声も学歴も、自分を構成する要素のひとつにすぎません。もしかしたら、望む結果が得られなかった理由のひとつかもしれません。しかし、もし、好きな人に「もっと女の子らしい感じの人がタイプ」と振られたとしても、面接官に「君の大学からうちの会社に入った人はいないんだよ」と言われたとしても、それは「あなたの声はダメ」、「あなたの学歴はダメ」とイコールではありません。

「こんな声じゃ、どうせまた振られる」、「この学歴じゃ、どうせ一生うまくいかない」と、自分の不安や悪い状況をコンプレックスのせいにして、将来の可能性まで否定するのはやめましょう。

「どうせ」という言葉が出てしまったら、自分が誤った思い込みにとらわれていないか考えてみるときです。

(5) 愛情からの心配

自分が深くかかわりたい人、関係が深い人に対して、相手が求めているよりも関与してしまう状態。ほうっておけない状態。

- 恋人の帰りが毎晩遅い。
- いい学校に行けたら将来が安泰になると思うのに、子供が勉強をしない。

これらがこの分類に当たります。

ポイントは「『私が』と言ったとき」です。

愛情からの心配だけであれば何の問題もありませんが、「私がこんなに心配しているのに」、「私がこんなにしてあげているのに」と言ったら、「あなたのため」を装った「私のため」のグチになってしまいます。

相手を思うあまり、求められている以上に相手のことを考えすぎて、相手の都合や気持ちを無視してしまう場合もあるのです。

自分の理想を相手に押しつけたり、相手を自分より下にみて教えてあげなくてはというお節介から「何故わからないのかしら」といった不平不満を持ちます。

元々は愛情から生まれた相手に対する心配だとしても、「私が」という言葉が出てきたら、そのときは自分のために相手を動かそうとしているのだと気づいてください。思うように動かない相手に対するグチはストップして、自分ができる良いアドバイスだけを与えるようにしていきましょう。

(6) コミュニケーションミス

自分と相手の考えの違いにより、求めていたものが得られない状態。コミュニケーションをとっていれば防ぐことができたかもしれない状態。

・依頼した内容と違うレポートが届いた。
・自分ばっかり家事をやっている気がする。
これらがこの分類に当たります。


ポイントは「『えー』と言ったとき」です。

「えー」は「思っていたのと違う」と思ったときに出る言葉です。言葉でコミュニケーションをとっている以上、完全なコミュニケーションはありえないものです。

私が新卒で入った会社で、新人研修の際に「お客様から『至急、見積書がほしい』と言われたら、どのくらいの時間で出せばよいと思いますか」と聞かれました。研修の参加者からは、10分以内から2日以内まで、さまざまな回答が出ました。「至急」という言葉ひとつでも頭にあるイメージは人によってまったく違うものです。

「えー」と言ってしまったら、「言ったのと違う」や「どうしてわかってくれないの」ではなく、「伝え方が足りなかったな」と思いましょう。「親しいんだから言わなくてもわかるでしょ」という考えは禁物です。認識にズレを感じたら、その度に、相手と話し合って認識を修正していきましょう。

コミュニケーションミスはなくしようのないもの。なぜなら、他人と考え方を共有できるわけではないからです。コミュニケーションへの期待値を下げれば、グチを減らして、どう言えば相手にとってよりわかりやすくなるのか、コミュニケーションに関する工夫ができるようになります。

⑺　期待外れ

自分がこうあるべき、こうなるはずだと思っていたものが、相手によって達成されなかった状態がこの分類です。

・頑張った仕事の成果が評価されなかった。
・SNSの既読スルー。

これらがこの分類に当たります。

こちらも、（6）のコミュニケーションミスと同じくポイントは『えー』と言ったとき」です。

「思っていたのと違う」ことについては、（6）のコミュニケーションミスと同じですが、相手に決定権があることが期待外れの特徴です。

期待外れで、「えー」と言ってしまったら、相手は他人である、という当たり前のことを思い出しましょう。

頑張った仕事を評価されないと、がっかりしてしまいますが、所詮、上司は他人です。いつも自分と一緒にいて、自分の頑張りをすべて見られるわけではありません。

SNSのメッセージを見て、返事をするかどうか、するとしてもどのくらい時間を空けるかはまったくの自由です。たとえ親しい友人や恋人同士であったとしても、行動を強制するような関係は不健全です。返事がなくさびしいと思うなら、次に会ったときに「返事がなかなかこないとさびしいから、できたらもうちょっとまめに連絡がもらえると嬉しいな」とでも軽く伝えましょう。

仕事上のコミュニケーションにおいては「もうちょっと」や「まめに」という人に

よって感覚の違う言葉を使うことは好ましくありませんが、プライベートの人間関係においては、「既読になってから1時間以内に」だとか「1日に1回は」などと明確に要求して義務化すべきではありません。

仕事においても、プライベートにおいても、どうしても「えー」の気持ちがぬぐえないなら、「もう、見る目ないなあ。他にいっちゃうぞ」とでも思いましょう。

グチを構文に当てはめて分析してみよう

英語の文法のように、グチの基本的な文型に当てはめてグチを分析してみましょう（参照：図表4）。

ここでは、グチを主語、述語、目的語といった語句にわけて分析します。

分類し、パターン化することで分析が容易になります。パターン化したものに自分のグチを当てはめてみることで、自分が言いがちなグチの内容を知ることができます。

図表４：グチの基本文型

＜＜グチ基本文型＞＞

主語　動詞　目的語　補語

S＋V＋O＋時間＋C＋頻度

＜＜文例＞＞

主語 S ＋ 動詞 V ＋ 目的語 O ＋

I'm "guchi"ing that (me / you / him/her / them)

わたしは…グチっている　(対象が)

時間 ＋ 補語 C ＋ 頻度

(were / am/are/is / will be) ＋ (doing... / foolish) ＋ (rarely / at that time / sometime / often / always)

(過去・現在・未来)　…している バカである　ほとんどしない、その時、ときどき、よくする、いつもグチの内容とダメージの傾向を知れば、その対策を立てることができます。

省略されていることもありますが、グチは次のように構成されています。主語（グチを言う主体、S・Subject）と動詞（この場合は「グチを言う」という動詞、V・Verb）と目的語（グチの対象、O・Object）が時間（いつ）と補語（グチの対象が～している、または、～（形容詞）である、C・Complement）と頻度（ほとんどしない、たまにする、いつもする）です。

このうちグチの内容を決定づける4つについて、つまりO（目的語）、時間、C（補語）、頻度について考え、グチの内容の傾向をつかみましょう。

(1) O（目的語）～対象は誰か～

グチの対象は3つあります。まず自分、私たち（me、our、一人称）、次にその場にいる相手（ｙｏｕ、二人称）、その場にいない誰かまたは「場」（ｔｈｅｍ、ｈｉｍ、ｈｅｒ、三人称）です。ここでいう「場」とは、自分が置かれている状況のことです。たとえば、受験生で勉強しなくてはならない状況、急ぎでやらなければならない仕事がたまっているのに会議が長引いていること、大きくは景気や世の中などを指します。「場」は、人または人の集合体の行為が抽象化されたものとも言えます。

(2) 時間（未来・現在・過去）

グチは、現在起きていること、起きてしまったことに対するものであると考えがちですが、現在と過去のみの出来事を対象とするとは限りません。まだ起きていなくても、「きっとまたああなるんだろうな」、「こうなってしまったらどうしよう」という不安から起きる未来に対するグチもあります。

（3）C（補語）〜行為なのか性質なのか〜

「〜をしたこと」、「〜であること」についてグチを言っているのかを正確にとらえましょう。また対象のどの面に対して言っているのかも考えてみる必要があります。対象の持つ性質そのもの、永続的なもの、変わらないもの、または変わることが難しいものについて言っているのでしょうか。それとも、そのとき特定の行為、一時的に行われていることについて言っているのでしょうか。爪の形がきらいなのに手全体を否定したり、鼻が低いから顔全体が嫌いと言ってしまっていませんか。補語は大ざっぱに言うのではなく、できる限り正確に時間や空間を特定して言い表すようにしましょう。

（4）頻度（いつも、たまに、ほとんど〜しない）

頻度も大ざっぱにされがちです。遅刻したのは2度目なのに「Aっていつも遅刻してくるよね」と遅刻する性格をもっている人のように言われてしまう場合ってありますよね。想像や感情で事実が立証されていない頻度を入れないようにしましょう。

振り返っていただいて、みなさんが言いがちなグチに傾向はありましたか。

自分を責めがち、相手を責めがち、過去のことにこだわりすぎ、未来を勝手に予想しすぎ……など、傾向をつかんで、自分の思い込みに気づいたら、直せるものは直してしまいましょう。

では、傾向をつかんだうえで、グチをさらに扱いやすくするために図表5のように

図表5：グチの公式

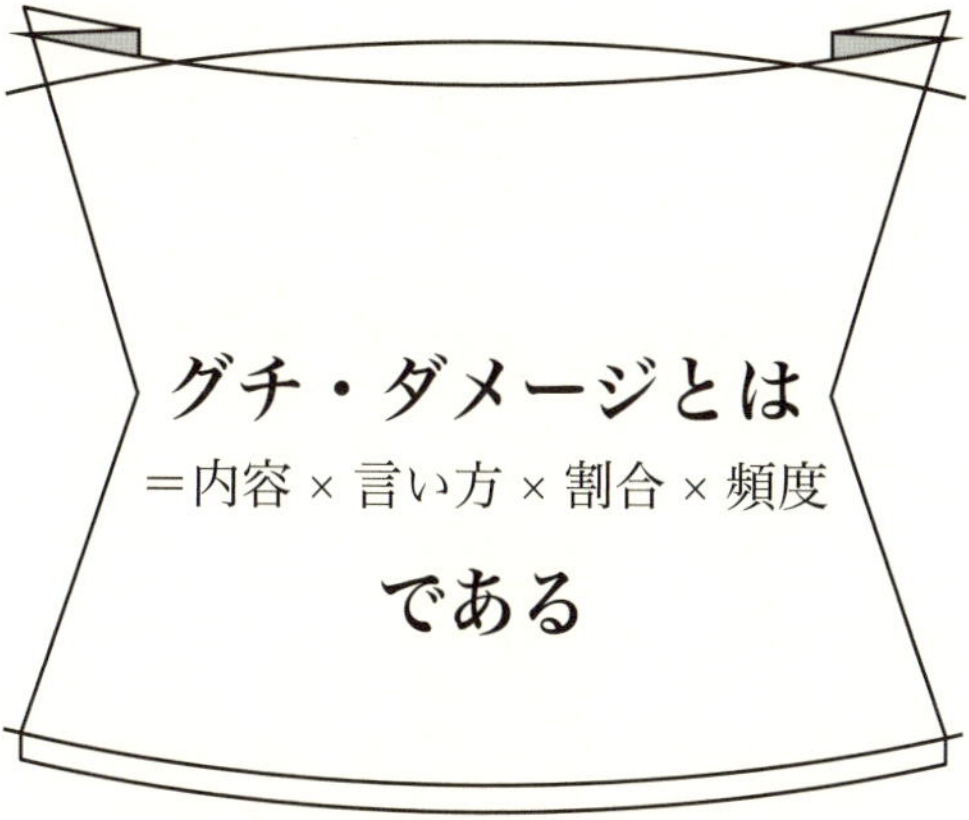
グチ・ダメージとは
＝内容×言い方×割合×頻度
である

公式化してみます。

グチのダメージは掛け算

内容を英語の構文にしたのと同じように、グチのダメージを意識化するために数式を作ってみて、この中でダメージを計算してイメージを作っていきます。

昨日までは、人にダメージを与えるグチポイントが5ポイントだったのに、今日は100ポイントにもなったと気づけば、グチを止めようか、悪いグチは言わないようにしようと思えますよね。

グチは、心理的および身体的なダメージを与えるものです。では、どのような係数によって与えるダメージの大きさは決まってくるのでしょうか。

グチの「内容」が一番基本的な要素になります。それに加えて、大声で非難したり、嫌味たっぷりに言うなど「言い方」によってもダメージを増すことができます。逆に、語尾をぼかしたり、あいまいにしたりすることで、インパクトを小さくすることができます。

時間や空間の占有率である「割合」によっても対象に与えるダメージの大きさは変わります。たとえば自分のことを「一生不細工だ」というのと、「若いときは出っ歯で、年をとってからはハゲだ」というのではセルフイメージによる自己へのダメージが異なります。

グチを言う「頻度」も重要な要素です。小さなグチであったとしても、毎日1回ずつであったり、会うたびに言うなど、しょっちゅう口にしていれば大きなダメージになります。繰り返すことにより、次第に深くマイナスのイメージが刷り込まれていきます。

「あのとき失敗したな」という言葉も一度言うだけであれば、マイナスの出来事を自分で確認しただけともとれますが、複数回繰り返していれば、まさに言ってもしかたのないことであるグチに変わります。

頻度が高いどころではなく、グチを「ずーっと言っている！」状態は、内容がどんなに軽くても、聞く人に直接関係のないことであっても、周りの人に大きなストレスを与えます。

これらの関係する各要素の大小によって、グチのイメージは増減します。グチを言ってしまった場合には、内容、言い方、割合、頻度といったものを今一度分解して、どこがダメージを大きくしてしまっているのか分析してみましょう。

なお、公式化しなかった要素でダメージの大きさに影響があるものとしては、発言者と対象の関係もあります。

親しい人から言われるのと、通りすがりの人に言われるのでは言葉の真実味が異なるため、受けるダメージは違います。また、その場にいる人に対して直接的に言う、いない人の噂話をする（間接的に伝わる可能性がある）など、伝わり方もダメージの大きさに影響します。

図表1から図表5は、通常はかえりみることのないグチを分析するためのモデル例であって、そのモデルに当てはめた結果は重要ではありません。当てはめてみることによって、より詳細に考えてみたり、思い出してみたりするそのプロセスが大切なのです。

もっともダメなグチは、生きる気力をなくすグチ

もっとも言ってはダメなグチは、精神的なダメージを与えて生きる力を失わせてしまうものです。

これまで出てきた図表を使って、どのようなグチが悪いのかを検証してみましょう。

性質に関するグチはNG

まず、自分のグチが、性質に関することが多いかどうか気をつけましょう。行為に対するグチは過去のそのときのことだけで終わりますが、性質に対するグチは、未来の行動まで悪いものに規定してしまうからです。

過去についてのグチには性質に対するものと行為に対するものがありますが、未来については性質に対するものしかありません。

たとえば、「どうせまた次の仕事についてミスをするんだろうな」など、言葉上は特定の行為について言っているとしても、実際に起きていないことを言うのは、「あの人（または自分）はミスをするような人だ」と性質から推測していることです。

このため、未来について言う方が過去について言うよりも良くないのです。

未来についてグチるのはやめよう

未来についてのグチは、当たり前ながら起きていないことについてです。

「あー。明日、月曜日か。嫌だなあ。またきっと〜〜なんだろうな」、「20年後、俺はダメかもしれないな」というグチが出てしまったら、「そうだ。起きてもいないことで悩む必要はないな」とすぐに気づいてください。

月曜日に嫌なことが起きそうだとしても、準備できることなら準備して対応すればよいし、どうにもならないことや、起きるかどうかわからないことなら、月曜日になって実際に嫌なことが起きてから、対応すればいいのです。

いつも怒りっぽい上司と顔を合わせるのが嫌だとしても、もしかしたら機嫌がよくてどうということもなかったり、上司がお休みを取っていたり出張していたりで会わずに済むかもしれません。遠い未来はこれからの一年一年の積み上げでいかようにも変わっていきます。未来に何が起きているか誰にも正確に予想することはできません。

未来のことは抽象的なので、悪い想像は無限に膨らみます。嫌なことが起こりそうという予感だけで、楽しい日曜日を憂鬱な月曜日に侵食される必要はないのです。

「いつも…」ってそれは本当？

未来についてのグチと同じく、頻度が高い「いつも」という言葉は性質を表していることと同義です。

「いつも冷酷だ」といえば未来も「冷酷」であることを暗示します。

「いつも……」と言ってしまったら、「それは本当？」と自問してみてください。きっと「いつも」とは言い切れないはず。

もし過去の冷酷であったときについてのグチであれば「〜したときは冷酷だった」と言い換えるようにしましょう。

同じように「割合」も本当に関係する時間と空間に限定してみましょう。

「言ってやりたい」気持ちより、「変わってほしい」内容を意識しよう

言い方も不必要にアピールして嫌味たっぷりに言うことは避けましょう。

周囲の人に行為を改めてほしい場面で、思わず「嫌味」に言ってしまう場合がありませんか。

そんなときは、本来の改めてほしい内容を伝えるよりも、「ひとこと言ってやりたい」という気持ちが先だってしまっているのです。

建設的な反応を期待するのであれば、相手が聞きやすくわかりやすいように説明すべきです。

嫌味に聞こえる言い方では、本来伝えたい内容ではなく、「嫌な言い方をされた」というマイナスイメージばかりがクローズアップされて伝わってしまいます。これでは人間関係を損ねるだけで改善にも結びつかず、よいことが一つもありません。

グチになったとしてもできる限りダメージを減らして短くすぱっと終わらせるべきです。

言葉の威力は大きいもの

「ペンは剣より強し」という言葉があるように、言葉の持つ力は絶大です。

人の性質に対して、未来まで規定して、嫌味っぽく（または大きな声で）強調して、「いつも」や「全部」を入れて、毎日毎日グチを言っていては、その対象にダメージを与えて、生きる気力を失わせてしまいます。

他人に対してはもちろん、自分を対象にしても、決してしてはいけないことです。

冷静になってグチを言うように勧めていると思われているかもしれません。

「そんなことは、無理。ついグチが口をついてしまうようなシチュエーションではそんなに冷静にしていられないよ」と。

大切なのは自分のグチを分析し正当に評価することです。

良いことをするのに遅すぎるということはありません。これまでの構文や掛け算で学んだことを意識していれば、悪いグチで「性質を否定してしまった」、「未来まで決めつけてしまった」と気づけるようになります。

言いすぎたと思ったら、傷つけたことを謝り、訂正していけばよいのです。

その他のダメなグチの例

(1)「ちっ!」、「はあ?」

これらのグチを言ってはいけない理由は、言葉自体に意味がなく、言葉にすることで自身の気持ちを吐きだしたり、認識したりできるというグチの効果がないからです。

また、小さく短い言葉であるため、無意識に口癖となってしまい、頻度が上がって、結果としてインパクトが大きくなりがちです。

ため息も、くせになってダメージを与えるのに、グチの効果がない点で同じです。

接頭語は、方向性をまず決めるもの。悪い言葉を発すると、その後の言葉も悪く引きずられてしまいます。

（2）「死にたい」、「死ね」

これらのグチを言ってはいけない理由は、当然に言葉自体のインパクトが強いからです。

これらのグチは、若年層の人に多く、大人はあまり言わないのではないでしょうか。大人になると肉親など身の回りで亡くなった人も出てくるので、死をリアルに感じるようになり、若い人より受ける言葉のインパクトが大きくなるためと考えられます。

ひどい状況であっても、「死」を意識するまでのことはまれであり、この言葉を口にしたときも、本心ではないことが多いはず。

本心ではない言葉によって、想像以上に周囲や自分自身を傷つけてしまう可能性があります。絶対に言わないようにしましょう。

(3)「最悪」、「ひどすぎる」

これらのグチを言ってはいけない理由は、具体性に欠けており、状況を自ら悪くととらえる言葉であるからです。

ふとしたときに出るこの言葉。言ったときに冷静に振り返ってみましょう。本当に状況は、最も悪いでしょうか。自ら言葉のピークをあげて、出来事に対する印象を悪くしている場合もあるのです。

自分で一番悪いと言っていれば、それ以上他人から批判されることを避けられます。また、これが最悪とすることで、自分は本来これ以上であるという評価を伝えることができ、今できていない自分に対する免罪符にもなります。

しかし、本来はたいしたことではないものも大きく悪く言うことは、できない自分や周囲の状況のマイナス面を強化していることになります。また、小さなことを笑い飛ばせずに極端な言葉でグチることは、場の雰囲気を悪くすることにもつながります。

(4)「(自分に対して)こんな生まれでは一生不幸だ」

このグチは自分では変えることができない「生まれ」だけを理由にして、一生と過去から未来まですべてを否定しています。

生まれは、性格や頭のよさと違って、努力しても変えようがありません。

「自分の親が悪いから、自分も同じように不幸に決まっている」、「貧乏な家で育った私は、いい学校にも行けないし、就職だってうまくいきっこないんだ」といったグチも同様に、変えようのないものを理由にして、自分のこれからを否定しています。

こうした全否定のグチを言ってしまうのは精神的に大変疲れているときでしょう。

このグチを言うことによって、さらに自分が傷ついていることに気づき、頻度を減らすことを心がけて自分のことを守ってあげてください。

そしてまずは「不幸に決まっている……かも」など語尾を曖昧にしてインパクトを弱め、さらにより現状を正確に表現して「今までは不幸だったし、このままの生活だったら不幸のままだ。でも今後は自分が環境を変えるから不幸かどうかはわからない」と考えてみてください。きっと未来が開けてくるような気がして精神的に楽になるはずです。

どうにもならないことで未来を全否定するグチはいますぐ言うのをやめましょう。

(5)「そんなだから誰からも嫌われる」

このグチは、人格の否定であり、言われた側が否定しようがありません。

人は、愛されたいという欲求を持っており、社会に属さずに生きていくことはできません。「誰からも嫌われる」と社会性を否定することは、存在自体の否定とほぼ同じです。

「そんなだから」と根拠を示さずに存在を否定することは、このグチを言うに至ったきっかけが何であれ論理が飛躍し過ぎています。「だからダメなんだよ」も人の価値を丸ごと否定しているため「だから誰からも嫌われる」と同じです。

誰かのミスや振る舞いにイライラする出来事があった時、直接相手を目の前にしても、独り言にしても、このような人格否定は、言葉の暴力です。学校においてはいじめであり、職場においてはパワーハラスメントになります。

いじめやパワハラによって人を傷つけることが許されないことはもちろんのこと、言葉の暴力は言った人の社会的な立場を悪くするものです。イライラして口をついた言葉が言葉の暴力になっていないか気をつける習慣を持ちましょう。

このグチを言ってはいけない対象には自分自身も入りますので気をつけてください。特定の人とうまくいかなかったときに、自分を取り巻くすべてが自分を嫌っているかのように事態を自分で大きくしないことです。

第三章

ネガティブなグチをポジティブに変えるコツ

前章では、グチにどのような種類があって、それぞれにどのような特徴があるのか分類を行いました。そして、言ってはいけないグチがどのようなものであるか意識化できるように公式にしてみました。

類型化したことで、みなさんがご自身のことを振り返ったときに、「あー、今のグチは自分×未来に対するグチだ。インパクトはあまりないけど、頻度がすごいな。朝起きたときにも言ったし、家を出るときにも言っていたもの」などと考えることができるようになったのではないでしょうか。

不安や不満といった感情をグチとして言葉にして口に出すことで、あいまいなものが「見える化」され、口に出した本人に改めて気づきが与えられます。

次に本章では、この気づきをどう修正し、できるだけポジティブなグチに変えていくことができるのかを見ていきます。

グチをポジティブなものに変える方法はふたつあります。

ひとつは、グチの言い方そのものを変えること。もうひとつは、グチは言うけれど、その後にマイナスの印象を弱める言葉を付け足すというものです。

言い方を変えて、事実の受け取り方を変えよう

言葉によって自分の思い込みを変えることができます。

良い例ではありませんが、洗脳の方法に、文章を書き写させる、エッセイを書かせるというものがあります。朝鮮戦争のとき、多くのアメリカ兵の捕虜が中国共産党の管理する捕虜収容所にいたそうです。そこでは、捕虜は中国に好意的な文章を書くように求められ、捕虜が自主的に書くことを拒否した場合には、すでにノートに書かれている文章をただ書き写すように指示されたそうです。この「害のない譲歩」、「ほんのささいなことに思えるコミットメント」によって、その後、その言葉と一貫するような行動をとるようになってしまうのです。

「多くの人が中国共産党に反感を示していた。しかし同時に、『中国において彼らが

成し遂げた優れた仕事』を賞賛していたのである。『アメリカではうまくいかないだろうが、アジアにとっては共産主義はよいものだと思う』と言う人びともいた」とされています。（『影響力の武器』ロバート・B・チャルディーニほか、誠信書房P126から引用）

本心で思っていなかったことだとしても、自ら書くという行動をとることで、その書いた言葉に思考や感情が影響を受けるのです。この影響力を自分がよくなるために利用しましょう。

言い方を変える方法には次のものがあります。

(1)「○○がなければ、○○がある」

これは認識を変えて状況をとらえなおす方法です。

ポジティブな側面に光を当てましょう。

例：就職活動に失敗して

「あーあ。中小企業に就職するのかあ。大企業に行きたかったなー」

↓「大企業に行けなかった分、中小企業ならではのことをやるぞー！　大企業に行った同級生が平社員のうちに、この会社で役員になってやるー」

現実と理想の差を認識した後にその差からグチが生じます。現実を変えるか、理想を変えることで、グチの元となる差がなくなったり、小さくなったりします。

この例で、現実を変えるというのは、もう少し就職活動期間を延ばして、大企業に行くという理想と現実を一致させることです。もうひとつの方法は中小企業に行くという現実はそのままで、認識を変えることです。

中小企業よりも大企業に就職する方がよいという理想は、属するコミュニティで育まれたものであるとも言えます。

「親がそう言っていた」、「周りの友達が大企業に就職した」、「だから自分の就職先も大企業であるべきである」と、その人にとっての常識がいつの間にか身につき、その考えがすべてであるように誤解してしまっている場合があります。

大企業に入社するメリットは、給与や福利厚生などの待遇がよい、多くの人が知っている企業であれば社名を言ったときにプライドが満たされる、などがあります。しかし別のところに目を向けてみれば、中小企業の方が大企業よりもいい場合もあります。

例えば、中小企業の中にはエネルギッシュで器の大きな社長が社員を引っ張って、社員みんなが生き生きと働いている企業があります。数人でスタートした企業が10年もたたないうちに数百人規模になり、誰もが憧れるようなビルにオフィスを移転することもあります。成長の現場に身をおくことは、得難い素晴らしい経験です。企業の実例を知れば、「大企業なら」、「中小企業だと」との固定観念から離れて、企業そのものを考える素地ができます。一般的に、中小企業は、経営者に直接意見を伝えられる、裁量が大きい、提案を実現しやすいなどが良いところとしてあげられるでしょう。

大企業に行けなかったことをいつまでもくよくよと考え、せっかく入った会社で力を発揮できないようであれば、あなたが入った企業の良い点を探して自分を説得し、入った会社で力を発揮する方がよいに決まっています。

理想が自分自身のものではなく、人から受け売りの情報であったり、自分の周りのほんの数人のコミュニティで育まれたものではないかどうか客観視し、今ある現実が幸せになるようにとらえなおしてみましょう。

行きたかった大企業のよいところは何でしょう？　それは中小企業ではかなえられないものですか？

大企業ではなく、中小企業に行くことで得られるよいものは何でしょうか？
見方を変えて、「○○がなければ、○○がある」を探しましょう。

(2)「またまたそんなこと言っちゃって」

これはマイナスの感情を小さくする方法です。
落ち込みすぎの感情につっこみを入れましょう。

例：失恋して
「あーもう、あんな大好きな人には二度と出会えない。人生最大のショックだよ」↓
「最大は言いすぎか」とつっこみを付け足す。

人はどのくらいのことを一度に考えられるのでしょうか。

20年前の漫画である『東京大学物語』（小学館）で主人公の村上直樹は自分と女の子の状態を把握し、相手の気持ちを数パターン推理してそのそれぞれに対する解決策をコンマ数秒の間に心の中で考えて、葛藤していました。

無意識であったとしても、瞬時に自分の頭の中で物事を過去の知識と照らし合わせて意味づけをして把握しているのです。

自分の感情の隣に、自分を客観視して行きすぎた感情につっこむ回路を作りましょう。自分が幸せになるための知識を増やし、知識を参照して言葉にする反射神経を鍛えることで、感情の暴走を止めることができるようになります。

知識は、多くの事例を知ることで増やせます。雑誌やネットの悩み相談を読むもよし、友達の話を聞くのもよしです。

「うわー。たいへん」、「そんな人いるんだ」と他人事として読んだり、聞いたりするのではなく、自分に置き換えて考えましょう。

他人の恋愛相談を読めば、「好きな人と付き合えているって言っても、彼女は全然幸せそうじゃないな。はた目からみると、全然大切にされているように見えない」、「本当に大切にされている関係ってどういうことを言うんだろう」、「ここで一時的な感情でしがみつくのって、幸せになれる考え方かな」など、いろんなことが考えられ知識が増えます。

反射神経は、日々繰り返すことで鍛えていくことができます。頭の中でつっこみをしていくことはもちろんですが、文章に書くことでより精度の高いつっこみができるようになります。第六章の「自分自身に対するグチ」に改めて書いていますが、何でも話せる友達に手紙を書くように日記を書き、それを他人の目で読んでみることがおすすめです。

「あーもうあんな大好きな人には二度と出会えない」と落ち込んだ言葉を口にしようとしたところで、客観的に振り返ってみましょう。こんなつっこみが自分でできるかもしれません。

「またまたー。そんなこと言って、いま3人目の彼氏じゃん。前にふられたときも、人生おしまいみたいに落ち込んでいたけれど、結局、その後、好きな人できたじゃない。私ってば、いっつも失恋するとドラマのヒロイン気分になっちゃうんだから！」


落ち込んだことには間違いない。その気持ちは大切にしたままで大丈夫。でも二度と出会えないとまで事実を大げさにして、さらに落ち込む必要はありません。

人生最大と思うほどのショックな出来事があったとしても、もう立ち直れないと決めつけないことです。「最大というほどひどくない。今回も大丈夫」と自分につっこんで、また前を向いていきましょう。

(3)「大げさ禁止！」

これは、表現を状況に合った大きさにする方法です。

理想と現実の差が5センチなら5センチに合う表現にします。

例：テニスでサーブをミスして
「最悪」→「サーブをミスっちゃった。あー！　残念」

たとえばテニスでサーブのミスをしたとします。理想はサーブがかっこよく決まることです。この場合、思わずミスをしたと気がついた瞬間に「最悪！」、「くそっ！」と大きな声で言ってしまう場合もあるでしょう。
しかし、よく考えてみるとサーブをミスしたことは「最も悪い」ことや、動物の排泄物で表現しなければならないようなことでしょうか。部活最後の大会の大一番ならまだしも、友人たちとの気分転換のためのものであれば明らかに行きすぎた表現であると言えます。「サーブをミスっちゃった。あー！　残念」、「ミスっちゃって悔しいなあ」などの表現が適当ではないでしょうか。

周りで一緒にテニスをしている人も、はじめは特に気にすることもなく聞いているかもしれませんが、二度も三度も「最悪」や「くそ」という言葉を聞かされれば、「楽しみにきている場なのに、なぜこの人はテニスのサーブをミスしただけなのにこんな嫌な言葉を発するのだろう」と次第に不愉快に思いはじめることでしょう。

場の雰囲気は、その場にいる人の言葉の影響を受けます。人の気分は場の雰囲気に左右されたり、伝染したりするものであるため、他人にどのような影響を与えるか、聞いた人がどう受け取るのかということを考える心遣いも大切です。

同時に、「最悪」、「くそ」といわれているのは、明らかに自分です。楽しみの場におけるサーブのミスによって、自分をそこまで悪く言って傷つける必要はないのです。

周りの友人や知人のためにも、自分のためにも、発生したマイナス感情をその内容に合わせて、できるだけ小さくて発散効果も失わない適度な大きさにすることが大切です。

これはジョークにしてインパクトを減らす方法です。

（4）茶化す

例：先輩ＯＬにミスを細かく指摘されて

「あーもう。○○さんて本当に細かくてうるさいんだから」↓「あーもう、レジェンドめ！　ねちねち対応、さすがだな！」

言い換えには、「状況を茶化す」という方法もあります。毎年、第一生命保険株式会社がサラリーマン川柳を発表しています。第28回のサラリーマン川柳傑作１００選の中に「おつぼねを　レジェンドと呼ぶ　給茶室」という句がありました。

この句を詠むに至った心理的な背景も具体的な状況も私にはわかりません。ですが、職場に厳しい女性の先輩がいて、細かさや口うるささについて、ストレスをためるような状況であったとしても、「○○さんにまた注意されちゃった」と言うよりは「レジェンドにまた注意されちゃった」と言う方が、何となくその言葉から先輩にも親近感や敬意が湧くような気がします。「まあ、長年頑張っている人なんだしな」、「年長者は尊重しなくちゃ」など、よい面も見えてきそうです。

「あの人と一緒の職場がつらい」、「また何か言われるんじゃないだろうか」とストレスをため、ぐるぐる悩みこむよりかは、「あーもう、レジェンドめ！」とでも言えれば、一人で悩みこんでいる状況から、状況を茶化すことで余裕ができ、一歩自分自身を引いてみることができます。

マイナスの印象を弱める言葉を付け足すことの効用

つぎに必要なものは言葉のインパクトを減らし、表現をマイルドにすることです。

理想と現実の差があるとき、高い理想を下げるか、困難な現実を解決することによって、グチの元となっている現実との差は縮まっていきます。しかしながら理想は曲げられないし、困難な現実を変えるには、多くの場合、多大な時の経過や、本人だけでなく周りの努力が必要となるものです。

ひどい状況、でも変えることはできない……。こんなときには、自分でインパクトをコントロールしましょう。

「エンド」をコントロールして印象を変えよう

2002年にノーベル経済学賞を受賞した米プリンストン大学のダニエル・カーネマン教授が発表した「ピーク・エンドの法則」によると、出来事に対する評価は、ピーク時と終了時の記憶によってほとんど決まるとされています。

具体的な実験は次のように行われました。

参加者は、終了を告げられるまで、片手をかなり冷たい水（摂氏14度）に手首まで浸します。短時間の実験ではこれが60秒続いて終わりです。長時間の実験ではこの60秒の後に、いくらかあたたかいお湯を水槽に流し込み、さらに30秒間、約1度上昇した水に手を浸したままでいます。なお、温度が1度上がると、苦痛がいくらかやわらぐと大半の実験参加者が報告しているとのこと。

このふたつの実験を行った後に、もう1回どちらかを繰り返すか、参加者に選択してもらうと、長い方では苦痛がやわらいだとした参加者の80％が、長い方を繰り返すことを選択したのです。60秒の苦痛は同じで、長い方にはさらに30秒の苦痛が加わるにもかかわらず、最後に苦痛がいくらかやわらいだ状態で終わるために、その実験の印象が良くなったのです。

その他の実験によって、長時間持続した良い経験も、最後にほんの一瞬悪いことがあるだけで台無しになってしまったと記憶されることが証明されています。悪いことについても、良いことについても、最後がどうであったかが、その出来事についての印象を決める重要な要素なのです。

つまり、ピークの部分とエンドの部分をコントロールすることで、自分自身で物事に関する印象を変化させることができるのです。

ピーク部分では、自分自身に暴言を吐きすぎることなく、エンド部分では、語尾や付け足しの言葉で全体をマイルドにすることなどです。

マイナスの印象を弱める言葉を付け足す方法には、(1) 表現をマイルドにする、(2) 悪い感情を否定する、(3) 切り替える、(4)「ありがとう」と言う、の4種類のものがあります。

(1) 表現をマイルドにする

例:「あー。本当に最悪!……かもね」

マイルドにする方法として簡単なのは、語尾をあいまいにすることです。

例に挙げた「かもね」のほかに、「受験勉強がつらくてたまらない……ような気がする」という語尾も使えます。

「かも」は、可能性があることを肯定しながらも不確実であることを表す言葉です。嫌な状況は認める、本当にひどいのかもしれない。でも「かも」と濁すことで決定的なものとしては受け取らないようにします。これで不満やダメージは、言葉のばかばかしさも含めて大幅ダウンします。

(2) 悪い感情を否定する

例:「あー。本当に最悪!……ってほどでもないか」

未来は誰にもわからないものです。つらい気持ちだけ言っていては動けなくなってしまいます。

悪い感情はいったん受け入れつつ、すぐに否定し、自分が悪い状況にあるという認識を打ち消しましょう。

「『最悪』は言いすぎ」という付け足しもできます。

「ってほどでもない」や「言いすぎ」は、落ち込みすぎの感情につっこみを入れる「またまたそんなこと言っちゃって」や、表現を状況にあった大きさにする「大げさ禁止！」と同じ効果を持つ付け足し言葉です。

（3）切り替える

例：「あー。本当に最悪！……まあ、いいか」

悪い感情から、気持ちを切り替えることはもっとも大切なことです。状況はいったん受け入れて次に進みましょう。

「まあ、いいか」の後には、大きくはっきりと「はい！　次!!」と言ってみましょう。ばっちり切り替えができます。

他には、「それで」、「からのー？」などの言葉も次の行動を探すきっかけになります。

(4)「ありがとう」　～何はともあれ、感謝～

どうしてもグチを言ってしまうなら、グチを言った後に、「ありがとう」を言いましょう。「ありがとう」はエンドをコントロールする最高の付け足し言葉です。

グチを言った後の「ありがとう」には2種類のものがあります。

まずは、グチを聞いてくれている人に対するものです。「グチを聞いてくれて、ありがとう。おかげさまですっきりしたよ」と周りに感謝の気持ちを示しましょう。

グチを言わなければ気が済まないような悪い状況であったとしても、あなたにはグチを聞いてくれる同僚や友達がいるのです。つらい気持ちの吐き出しを聞くことは、綺麗ではない空気を吸っているようなもの。大切な人だから、つらいときにはその気持ちを受け取ってあげよう、聞いてあげようという優しい気持ちであったとしても、グチを長く聞き続ける時間は相手にとって幸せなものではないはずです。

グチを聞いてくれた人へのいたわり、自分を思ってくれる人がいてくれることに「ありがとう」と言うことで、優しい気持ちを取り戻し、前向きになることができるでしょう。グチによって周囲の雰囲気を悪くしてしまったとしても、元に戻すことができます。

もうひとつは、グチの元となる状況や出来事に対するものです。
グチの元となるようなものは嬉しくないことで、「ありがとう」なんて言いようがないとお思いになるかもしれません。それでもとにかく「ありがとう」と言ってみましょう。

感謝すると決めてしまえば、「まあ、めんどくさいから依頼してもらえるんだもんな。仕事があること自体、ありがたいか」、「孝行したいときに親はなしって言うし、口うるさい親も心配してくれるからこそだし、ありがたいな」とも思えるものです。何も思いつかなかったとしても、やけっぱちでも「ありがとう」と言ってしまいましょう。映画もドラマもどん底があってこそのハッピーエンドです。人生を彩る起伏ができたと思いましょう。すべては将来のための良い経験になると信じて！

どちらの「ありがとう」も笑顔ではっきりと言ってみてください。まずは、明るい声を出せる自分を知ることで元気が取り戻せます。

グチをポジティブにすれば心が穏やかに

自分が考えること、発言は、自分とその周りに影響を与えます。
「自分の中でつぶやいているだけだから」、「誰にも迷惑かけてないから」、「他人がどう思おうか関係ないから」などと考えては、自分のつらい気持ちの表現を最優先にして、より過激な表現を求めたり、自分の心や、グチの対象の心を鋭いナイフでえぐるような攻撃的な言葉を探すことに腐心する人もいるかもしれません。

しかしもう一度しっかりと考えてみてください。

語尾に「かもね」とつけて表現をマイルドにし、状況は決定的ではないと言葉で発し、自分の耳で聞いて心で確認するだけで、自分の心が少しでも穏やかになることを。うんざりするような状況を少し茶化してみることで、自分自身に小さくても光を取り戻せるようになることを。

または、少し想像してみてください。自分の日中のほとんどを一緒に暮らす人がいたとして、その人が常に暗く絶望し、怒りで投げやりになっている場面を。

人にされて嫌なことは自分もしない。自分がされて気持ちよいことは他人にも積極的にするというのは、グチを発するときも同じ。自分の心を大切にしながら、自分や周囲の人を傷つけすぎない表現を心掛けていきましょう。

第四章

仕事の正しいグチり方

本章からは具体的なシチュエーションに応じた、良いグチについて解説します。まずは、グチを言いがちな仕事についてみていきます。

仕事に関するグチは職場で言うべきではありません。

グチを多発する上司や部下と一緒に仕事したいと思う人はいません。グチっぽい人ばかりが働いている会社と進んで取引をしたいと思う人もいません。

生活の重要な糧を失ってしまうことのないよう職場では原則グチは厳禁です。そのため、ここではグチを減らす方法を中心に話をすすめていきます。

忘れがちなふたつのポイントを思い出そう

仕事に関するグチを言いそうになったら、口に出す前に思い出してほしいことがふたつあります。

どんな仕事にも終わり（期限）があることと、仕事は組織の利益を優先する場であることです。

これを意識すれば、仕事に関するグチの大半はグチが発生する前に抑えることができます。

終わりを意識すれば気は楽になる

つらい気持ちになったとき、仕事には必ずゴールがあることを思い出しましょう。

どんな仕事でもいずれは終わりを迎えます。どんなプロジェクトも目標を達成すれば終了します。毎日の仕事にも定時の終業時刻はきますし、残業したとしてもたいていはいったん家に帰って中断するでしょう。仕事は継続したとしても毎月の締めや決算という区切りがあります。嫌な上司だっていつかは異動し、退職していきます。

つらいとき、納得がいかないとき「あとひと月で終わる」、「次の区切りで一度打ち上げしよう」と終わりを意識しましょう。

これだけで気持ちはぐっと楽になり、自分の不平不満は大きく減退します。

自分の役柄を演じよう

終わりを意識する程度では到底切り替えられないようなプレッシャーがある仕事の場合、今の仕事が人生のすべてではないことを思い出してください。そして私たちには職業選択の自由があります。

その会社にいるという選択は場のルールを了解しているということです。労働契約上で考えればこのような理屈になります。人はお金を稼ぐ手段として仕事をしており、組織の利益最大化を目的とする会社と雇用契約を結んでいます。労務を提供する代わりに給与をもらっているのです。

組織の利益が、給与や賞与として自分の利益に還ってきていることを考えれば、自分の行っている仕事、属している組織に対して、「やりたくない」、「くだらない」など、無軌道な批判はできません。

俳優がドラマで与えられた役柄を演じるように、「自分は○○会社の従業員である」と役割を受け入れれば、グチを言いたい個人とは別の振る舞いができます。

もしあなたが、コールセンターで日々クレームを受け、うんざりしていたとしても、個人批判を受けているわけではありません。組織がよりよくなるためには、厳しいものであっても誰かが顧客の声を聞かなくてはならないのです。どうしてもその役柄が嫌なのであれば、組織から去ることで自分でゴールに到達する選択肢があることを思い出してみましょう。口に出す言葉はきっと違ってくるはずです。

このふたつのポイントを踏まえたうえで、まだ残ってしまうグチはどのように言ったらよいのか説明していきます。

終わりが見えているものは、ご褒美を想像して切り抜けよう

終わりが見えている仕事であれば、終了後のご褒美を想像するだけで切り替えられることもあります。

電話の受発信業務、外回りの営業、経理の決算業務などがこれに当たります。

「あーつらい！　……終わったらビール飲もう」

「あーつらい！」の部分は小さめに、「終わったらビール飲もう！」はみんなに向けて明るく言いましょう。「終わったとき」は「ゴールテープを切れたとき」です。

「世界で最も過酷なマラソン」と言われているサハラマラソンという大会があります。足元は砂であったり、石がごろごろした丘であったり、決して走りやすい場所ではありません。日中は50度を超えることもある過酷な環境の中、衣食住の荷物を背負って、約250キロを7日間で走るレースです。この過酷なレースは、2015年に30回目が開催され、2016年にも参加者定員1300人を募集しています。

炎天下、黙々と走り続ける人を思い浮かべてください。ハードな大会に自らエントリーするのは、嫌な思いをするためではなく、ハードなことを乗り越えたという経験を得るためです。それをすることで味わえる成長や喜び、達成感があるからです。

仕事でつらいことがあったときには、嫌なことを延々とやっているのではなく、素晴らしいゴールに向かって着々と足を進めているのだと思いましょう。

つらいこともみんなで頑張っていると思えれば楽しいもの。自分の発する前向きな声で、さわやかにグチから職場に一体感を作りましょう。

ビジネスマンシップでいこう

仕事をスポーツと同じように考えてみましょう。

スポーツが、決められたルールと時間の中で競い合うように、仕事も、法令や企業倫理に則ってライバル会社と競い合います。社内では同期と出世競争をすることもあります。

スポーツと比べて、仕事人生は長丁場となりますが、どこかのタイミングで試合終了はくるもの。それまでに、決められたルールの中で、いかにポイントを取るかです。

仕事を、なじみのあるスポーツに置き換えてみることで、自分を勇気づけることができます。

逆境は、自分の見せ場ととらえましょう。9回裏二死満塁でのホームランを思い浮かべましょう。

仕事をやらなければならないもの、日常のひとつととらえてしまうと、つらいときに明るい想像をすることは難しくなりますが、スポーツというメタファーを使えば、たとえ逆境にいても明るい想像ができるのです。

「頑張っている自分はかっこいい！　ここから巻き返しだ!!」というように。

職種ごとにスポーツに置き換えてみましょう。

経理の仕事は、知識を鍛え、決まった数の書類をいかに正確に早く処理していくかが問われます。これは人と競うよりも自分の記録を意識し、決められたゴールまでいかに早くたどりつくかというマラソンのようなものかもしれません。難しい処理、監査などは、厳しい上り坂ですが、経験を積み、学んでいくことで筋力をつけ、対応することができるようになっていきます。

営業の仕事であれば、受注をゴールに例えて、ライバルと競い合って点を取るバスケットボールなどの球技のように考えてみてはどうでしょうか。朝一に新規の顧客に電話をかけるのは、走り込みや筋力トレーニングなどの基礎練習、その後、昼までに協力会社や社内のメンバーとミーティングして提案書を作成するのは、技術的な練習や、相手は見えないとしても試合の中のボールの奪い合い。顧客から予想以上の受注をとれたら、スリーポイントシュートでライバル会社に逆転です。

自分の仕事とスポーツがうまく置き換えられなければ、努力の部分だけでもよいのです。「テニスで初級から中級のクラスに行くのに1年かかった」、「『ボールを目で見て』と言われたけれど、最初は上手に見られなかった」など最初からうまくできないのは仕事でも当たり前と思えれば少し気が楽になります。テニスではボールをよく見なくてはならないように、仕事でも、見るという準備をせずに球を打ってしまい、エラーを頻発させているものがあるかもしれません。

仕事とスポーツは類似点が多く、大会をめざして頑張るように、自分で仕事の目標、ゴールを定めれば、グチを減らすことができます。
スポーツのように監督やチームメイト（上司、同僚、部下）、観客やサポーター（友人、家族）がいて、自分の成果や努力を見てくれていれば、さらにやる気が出てプラス効果があります。

仕事上のグチをビジネスマンシップで具体的に言い換えてみましょう。

（1）「ライバル会社があこぎな手を使いやがって」→「あー負けてしまった！　全力で取り組んだけれど、ライバル会社の努力が上回ってたんだ。もっと努力して次回の商談は勝とう」

スポーツは勝つことがある意味ですべてです。勝者は今までの成果が報われて喜び、敗者は泣き崩れるような場面によく遭遇します。しかしそれが正しいスポーツマンシップでしょうか。

良い勝者と良い敗者（good winner and good looser）という言葉があります。

勝者は今まで自分の苦しい練習を支える目標にもなり今は敗者となった相手をいたわり、勝負が終わった今は苦労をともにした仲間として尊重する。敗者も今まで自分がしてきた苦労が勝者より足りなかっただけとして、勝者を心から祝福する。お互いに次回の再会には負けないこと、訓練を継続することを誓い合う。

多くの人がスポーツに惹かれるのはこういった清々しさを知ったり、観たり、ときには当事者として実感することができるからでしょう。

仕事においても同じように考えるべきです。スポーツマンシップのかわりにビジネスマンシップです。ライバル会社が違法行為をした証拠があるのであれば別ですが、自分たちが商談を取られた敗者であるだけならば、いつまでもグチを言っている暇はありません。負けを潔く認めて勝者を祝福し、学ぶところがあれば素直に学び、次回の商談を取るという前向きな発言をしましょう。

（2）「大きなスーパーが進出してきたら、うちみたいな商店街はつぶれてしまうに決まっている」↓「うちの商店街が圧倒的に不利なのは確かだ。どうやったらお客さんが離れずに利用してくれるのか死ぬ気になって考えてみないか」

組織においてはつらいときに「つらい」と言うメンバーは基本的に必要ありません。仕事は社会における勝負の場です。スポーツにスポーツマンシップが要求されるように、仕事においても同じような倫理観や規律が要求されます。つらいときにこそ仲間を励まし、目標を掲げて引っ張っていく、そんな明るい姿勢が求められるのです。環境や時代の変化によってつらい状況に置かれることもあります。悪い面を見つけるのは簡単なことです。つらいことを受け入れたうえで、いかに周りの人たちを前向きな気持ちにさせることができるのか、そこが勝負の分かれ目です。

組織の利益を忘れると、自分の利益をなくしてしまう

仕事に不満を感じたとき、グチを口にする前に、言い方を意識して、正しいグチリ

方に変更していくことが重要です。

以下に覚えて欲しい6つのポイントをあげます。

(1) 怒鳴り散らすと居場所がなくなる

グチの内容がもっともなものであったとしても、怒鳴り散らしたり、ねちねちと暗くなってしまっては、嫌われてしまい、組織に自分の居場所をなくしてしまいます。

職場ではグチは厳禁。仕事に関する不満は、グチではないように装って言うことが必要ですが、どうしても不満を言いたい場合には言葉を選びましょう。

たとえ飲み会の席であっても同じです。

「あのバカ上司が」、「こんなくそみたいな会社やめてやる」などと言ってしまっては、人間関係にひびが入ったり、会社をやめざるをえなくなったり、より大きなトラブルに発展してしまう可能性があります。たとえ言った自分に理があったとしても、汚い言葉を聞かされては、周りの人も共感や同情よりも言った人へのマイナス感情が先立つでしょう。

もし、うっかりこのような決定的な言葉を口に出してしまった場合は、第三章で学んだように、語尾替え、付け足しで瞬時にごまかしてください。

「あのバカ上司が……おかげで、対人能力が鍛えられまくり。ありがたいなあ、もう」

「こんなくそみたいな会社やめてやる……ってほどでもないか。あーもう。がんばろう」

最後に前向きさを見せて、周囲にも自分にも与えたダメージを減らします。

いっときの気晴らしのために、無自覚に自分の将来にマイナスの影響を与えることは自分にとっても損です。

自分から組織に居場所をなくしてしまうグチを言うことは慎みましょう。

(2) 望まない事態にも喜びを探そう

「○○支社に異動なんて嫌だな」→「赴任中は、仕事以外の人生も楽しめるかもね」

会社には華やかな仕事と地味な仕事があり、すべての人が自分の望むポストにはつけないもの。規模の小さい地方支社への異動もそのひとつです。

人事課が自分の長所や短所を知ったうえで選んでくれたと考えながらも、頭の中には「左遷」の文字しか残らない場合もあるでしょう。

社長になれるとはハナから思っていなかったけれど、次の赴任先は昇進ルートからは外れた小さな地方支社。もしかしたら課長にすらなれないのかも。

こんなときは、第三章に出てきた「○○がなければ、○○がある」の言い換えを使うチャンスです。
つらいときこそ明るく「仕事以外の人生も楽しめるかもね」と言ってみましょう。せっかくの地方赴任。行っているあいだは楽しみましょう。

昇進や左遷とはまったく関係ありませんが、転勤の多い会社に勤めた知人の中には、自然の多い地方に赴任したことをきっかけに山登りにはまった人や、冬に毎週スキーを楽しんでいる人もいます。

関東圏から、島根県の奥様のご実家の近くに移り住んだ方からは、毎日神社にお参りする生活が身についたと聞きました。

自分のまだ知らない素晴らしい暮らしはあちこちにあり、人生も仕事がすべてではありません。

異動を否定することは組織の決定を否定することであり、望ましい態度ではありません。起きたことの明るい面に注目して発言しましょう。

望まない異動への不満は心にとどめ、発言するとしたら、「いまの仕事にやりがいを感じていたから手放すのは残念だな」、「みんなと離れるのはさびしい」など周りによい印象を与える言葉を選びましょう。

ある程度年齢を重ねられたシニア世代の方であれば、マッカーサー元帥の有名な引退演説の言葉を引用して「『老兵は死なず、ただ消え去るのみ』だよ」と言うのもかっこいいですね。

(3) グチを聞いてもらえる場を持とう

組織や人に関するものは本人に伝わるように言わないことが大切です。

仕事に関するグチがたまってストレスを感じるときに、仕事とはまったく関係のないグチを言えるスペースがあればよいですね。

本音でグチを言うのであれば、仕事関係の人に伝わることがない場を選びましょう。

家族や信頼できる友人に聞いてもらうことはもちろん、バーテンダーさんなどに聞いてもらうこともよいでしょう。

この場合は、特に家族や友人に対しては、相手を大切にすることを忘れないようにしましょう。

あまり長時間にわたったり、暗すぎる話が続いては聞き手を疲れさせてしまいます。聞いてもらったときには必ずお礼を伝えて、聞いてもらう前より少しでも明るい表情を見せてください。そうでないと聞き手が、役に立つことができなかったと無力感にとらわれてしまうかもしれません。

聞き手への配慮をする余裕もないということであれば、お金を払って聞いてもらうことをおすすめします。私自身も、有料の電話カウンセリングサービスで話を聞いてもらったことがあります。プロの人に聞いてもらうのであれば、守秘義務も守られますし、聞く訓練がされているため、さえぎられたりすることもなく、存分に聞いてもらいながら、つらい状況から抜け出すための解決策を考えることもできます。

（4）不満は提案に変換しよう

仕事のやり方や結果について不満がある場合、職場では、個人の感情を優先させたグチではなく、組織の利益となるような建設的な提案として発言しましょう。

グチは組織の士気を下げるため、基本的に言うべきではありません。とりわけ自社の悪口になるグチは望ましくありません。

その組織に所属し、そのサービスや商品を提供している自分自身を否定することになりますし、上司の悪口であればその任命権者や人事部を否定することになってしまいます。

株式会社NTTデータ経営研究所が2012年に発表した「『会議の革新とワークスタイル』に関する調査」によれば、現在の会議等について「無駄な会議等が多い」（45・0％）、「会議等の時間が長い」（44・1％）、「会議の頻度が多い」（36・7％）が問題・課題の上位にあがっており、会議中に内職を実施していると回答した企業が

41・7%ありました。

会議によって仕事が中断。まとまった時間が取れれば効率的にできるはずなのに、気分が乗ってきたところで中断される。戻ってきたら、「会議に行く前は何をやっていたっけ」といったん思い出す作業が必要。じっくり考えることが必要なのに頻繁に打ち合わせに呼び出される。「この打ち合わせ、自分が出る必要あるのかな」。せっかく出た会議が、沈黙ばかりであったり、長時間かけた挙句に結論が出なかったりすれば、仕事における諸悪の根源が会議のような気すらしてしまい、「会議が多い！　長い！　何この無駄な時間!!」とも言いたくなるものです。

しかし、会議が終わった後に「あ～、やっと終わった～。長かった～」、「まったく会議のせいで仕事が全然進まないよ」などとグチっては、当事者意識が足りないとも思われかねません。

自分には意義が見えていなかったとしても、コミュニケーション不足または理解不足なだけで、本来、会議は必要だからこそコストをかけてやっているものです。

被害者的に「長時間会議に拘束された」ととらえてグチを言うのではなく、「自分の貢献が足りなかったので時間がかかった（意思統一が図れなかった）、みんなの貴重な時間がもったいない」、「（たくさんの仕事があるから）もっと落ち着いて仕事する時間がとれるようにしたいなー」と言い換えましょう。

会議自体や会議の進行役や出席者に対する悪口ととらえられかねない発言から、仕事が忙しいというある種の「免罪符」を出して会議を直接否定することなく、仕事の時間を確保するために会議は短い方がいいという一般論におさめます。

またさらに「会議に関するルールを作り、短くて効率の良い会議運営をしよう」などの改善提案は、会社において建設的と評価される行動です。

（5）弱みを見せることで一体感が得られる

たまにちょっとしたグチを言い、周囲の人に弱みを見せることで得られる効果もあります。

グチを聞いた人が「自分には弱い部分を見せてくれたのだ」と信頼されていると感じて自尊心を高めたり、グチを言った人に対して人間味を感じて親近感が増したりします。

特にあなたが日頃強い人であるという評価を受けていれば、その強い人が、という意外性も相まって、弱みを見せることで得られる効果は高まります。

聞き手はこの自己開示を特別なことだととらえます。結果として、仕事によい影響を与えることもあるでしょう。この場合も、職場では「たまに」で「ちょっと」あることが重要です。

「あーあ。また工場出荷が延びちゃった。納品が2週間も遅れるの、お客さんに電話するの嫌だなあ」

「○○さんのせいじゃないですし、仕方ないですよ。電話終わったらごはん食べに行きましょう」

ほんの少しだけグチを言って、職場のみんなから励まされれば、自分が周りにいる人たちからいかに愛されているかを知ることもできます。

「そうだね。ありがとう。お客さんも、発注した製品の納品が遅れるって現場の人に言うの嫌だろうしね。お客さんも誰かに文句を言いたくなるよね。私が会社の窓口でお客様の声を聞く役割なんだから頑張らなくちゃ」

励まされて、すぐに立ち直ろうとする明るい姿勢を見せれば、励ましてくれた人も自己効力感を得ることができ、グチを言う前よりも良い一体感を築くことができます。

仕事の結果に対するグチは、ライバル会社に関するものを言うのであれば、職場内に一体感を作ることもできます。この場合は、前向きな言葉を付け足すのを忘れないようにしてください。

一体感を作っても、どんよりした雰囲気になっては、次の結果もよいものは得られません。

「あんなに頑張ったのに」、「絶対うちの会社の商品の方が良いって」、「くやしいなあ」……いろいろ言っても、「次は！」と明るい雰囲気を醸成して、グチ大会を締めましょう。

（6）人を人としてみよう

「あの人、使える」、「あの子、使えない」

こんな言葉を使ったことはありませんか。人に対して「使える」、「使えない」と言うとき、その人のことを物のように見てしまっていないでしょうか。

新しく入ってきた社員がなかなか仕事をできるようにならない。ミスが多発する。

こんなときにもしも「本当にあの子、使えないんだから！」と思ったり、言ったりしてしまったら、人を物として見てしまっていると気づいてください。

人は、書類を処理する機械ではありません。自分の仕事を楽にするための道具でもありません。人は、人として仕事をしているのです。

人を物として見てしまうと、「こんな物は嫌、使える物に交換してほしい」と思い、「今の物は捨てたい」となります。

人として見ればどうでしょうか。

処理をミスしたとしても、「使えない」と存在を切り捨ててしまうのではなく、どの部分ができないのか、どうしたらできるようになるのか、何かやりづらい事情があるのかなどを一緒に考えることもできるはずです。

相手が人であり、傷つくことを想像できれば独り言のグチであっても「使えない」という言葉は出てきません。

物ととらえてしまうからこそ、少しでもできなければ不愉快に感じ、壊れた家電を叩いて直そうとするようにひどい言葉を放つのです。

人は完璧なものではありません。誰でもミスをすることはあります。ミスがあろうがなかろうが、仕事はひとりでは完結しないものであるため、すべてが思うように運ぶことはありません。

自分に対しても周囲に対しても、想像力と人としての思いやりを持つことで、グチの元となるマイナスの気持ちを減らすことができます。

以上のように仕事のグチは、不満があったとしてもグチではないように装い、失敗に優しく、果敢にチャレンジしていく姿勢、提案に変えて言うことが求められています。

第五章

人間関係のグチはこう言おう

この章では誰もが避けて通ることのできない人間関係におけるグチについて学んでいきます。

人間関係には自分が選んだものと与えられたものがあります。

社会人になっても続く学生時代の友人関係など、自分が選んだものは相性が合うので関係を継続することにさほど努力を要することもありませんし、楽しさや喜びが得られることも多いでしょう。

しかし、会社での上司や部下、家族、子供の同級生のママ仲間など、与えられた人間関係では、ときに関係を継続することが困難であったり、相手に対して不満を持つ場合もあります。

たとえ自分が選んだ人間関係であっても、つねに関係性は一定ではなく、出会い、変化、別れのそれぞれの段階において、自分にとっては望ましくないことも起きてしまいます。

人は他人と共感し合い、存在を確かめ合いながら歩んでいます。人間関係がうまくいけば、人生の豊かさを享受することができます。

人間関係に不満を持ったとき、グチにならないようにするには、また、グチを言うとしたらどんなふうに言えばよいのか見ていきましょう。

「どうして?」と思ったら聞いてみよう

周りの人に対して、何かしら不平不満を持つことがあった場合、それが自分の理解不足ではないか疑う習慣をつけましょう。

背景を知るだけで、その行動の理由が納得でき、不平不満が解消する場合もあります。

私自身、仕事に頻繁に遅刻してくる人を「どうしてあの人はいつも数分の遅刻をしてくるのだろう。そんなちょっとのこと気を付けて直せないのかしら」と不満に思っていたことがありました。すると人づてに、その人が家族の介護をしており、大変な思いをして仕事と家庭生活を両立していたことがわかりました。

もちろん遅刻はよくないため、始業時間をずらす、フレックス勤務を検討するなど、職場の秩序を維持するための方策も必要です。しかし、具体的な解決に至らずとも、その人に対する見方が変わっただけで、自分の気分がよくなりました。

人に対して不満を持つことは楽しいことではありません。逆に思いやりを持つことは、相手だけでなく、自分が気持ちよく嬉しいことです。

自分の周りにいる人は自分の人生の脇役ではなく、それぞれの人生の主役なのです。自分が見ている一面がその人のすべてではありません。

人の行動に「どうして?」と思うことがあったら、その行動の理由を聞いてみましょう。

人間関係のグチは距離感の違い

人間関係でもっともよくある問題は、距離感の違いによるものです。

心理学の用語に「パーソナル・スペース」というものがあります。

ｇｏｏヘルスケアの「家庭の医学」の心理学用語では、パーソナル・スペースを「コミュニケーションをとる相手が自分に近づくことを許せる、自分の周囲の空間（心理的な縄張り）を指します。縄張りですから、ここに他人が侵入してくると、人は不快感や嫌悪感を感じます。防衛本能が働いている状態になるのです。しかし、逆に親しい相手や好意を寄せている相手であれば、容易に受け入れることができます。人は相手に応じて、その距離感を使い分けているのです」（http://health.goo.ne.jp/mental/yougo/025.html）と説明しています。

パーソナル・スペースは物差しによってはかることができます。

コミュニケーションは物差しによってはかることはできませんが、人間関係においては、心理的にも快適な距離、極端なところでは無視から過干渉まで、さまざまな距離があります。

適度な距離感と思って接していても、相手からは踏み込みすぎでおせっかいだと思われる。または、相手からなぜこんなに放置されるのかと思われる。

こんな距離感のズレが人間関係のグチを生みます。

距離感のズレにはふたつあります。

(1)距離が近いことであり、一方にとっては適度な距離感、親切であることが、他方にとっては踏み込みすぎであったり、過干渉であったりすること。もっとも距離が近いのが同一視です。人は当然別の人格であるのに、相手と自分が同じだと思ってしまいます。

(2)距離が遠いことであり、一方にとっては適度な距離感であることが、他方にとっては疎外されたり、ほうっておかれているように感じることです。

会話をデフォルメすると、距離が近いは「うるさい」、同一視は「私だったら、～～するのに／しないのに」、距離が遠いは「～～してくれると思ったのに」などの言葉で、不満が表されます。

周りの人の行動にストレスを感じてグチを言いたくなったとき、相手と自分の距離感にズレがないか振り返ってみましょう。

たとえば、あなたが「勉強して有名大学に行って大企業に勤めるのが立派で幸せ」、「いつでも笑顔でなんでもチャレンジすべき」といった価値観や、「テレビはニュース番組しか見ない」、「月に本は三冊読む」、「早寝早起」、「ファストフードやジャンクフードは食べない」といった行動規範を持っているとします。

アルバイトばかりしていて正社員になったことのない友人がいたとしたら、あなたには将来を何も考えていない人のように思えるかもしれません。それに夜更かしして、からだに悪そうなものを食べて……。

つい言いたくなります。「何で将来のことちゃんと考えないの？　心配じゃないの？　そんなんじゃ不幸になるよ」、「そんなからだに悪そうなもの食べるの？　大丈夫？　やめたら？」など。

相手がすぐに同意してくれれば何の問題もありませんが、「別にいいじゃない」と返されたときに、「えー。私だったら絶対そんなことしない」、「何それ、心配しているのに」と思うとしたら、それは自分と他人を混同しているか、距離感を誤っています。

相手の人生に責任を負っている親であればまだしも、恋人や友人にとっては余計なお世話です。相手はあなたではないし、人それぞれの好みや考えがあります。

育ってきた環境が異なれば、当然、価値観や行動規範も異なります。他人が何をするかしないか、プライオリティをどうつけるかはその人の自由です。

心地よいと感じる距離が「近い」、「遠い」という違いはあっても、空間と同じくまったく同一になることはありません。

自分と相手は違うものだということを心にとめておきましょう。

そして、自分と相手の距離感が違えば、取る距離は違います。

「遠いなあ」と思われている相手に「どうして連絡くれないの」とどんどんメールを送りつけてもよけい後ずさりされてしまうもの。近づきたいと思われるようになるか、いまの距離を楽しめるようになりましょう。

相手が近すぎると感じるときには、そっと引くか、「そこまでは踏み込みすぎに感じるわ」と感じ方の違いを伝えることです。


「絶対〜しなければならない」という価値観や行動規範が自分だけのものであると気づけたら、グチはぐっと減らすことができます。

深い関係なら、不平不満は解消しておこう

夫婦関係や子供時代の親子関係、職場で毎日顔を合わせ、密接な関わり合いを持た

ざるをえない同僚のように、一生続いたり、ずっと一緒にいることを前提とした関係においては、不平不満はきちんと伝え、そのままにしないことが大切です。

何かしらの不平不満があるのに、伝えることなく持ったままにしているのはお互いのためによくありません。

目にするたびに嫌な気持ちになるので、しだいに目を合わせなくなったり、会話をしなくなったり、その人間関係を大切にしようという気持ちが失われたりするからです。

自分の不平不満を相手に伝えることとは、大きな危険を伴います。考えの相違によって仲違いしたり、相手を傷つけてしまうということもありえます。

それでも、一方は「我慢してやっているんだ」と譲歩しながらも内心は相手を見下している、もう一方は相手の不満な態度を見せられ続けているような不健全な関係がずっと続いていくよりは良いことです。

「あーあ。またあんな食べ方して。行儀が悪くてみっともないなあ」、「どうせ今日も私が一人で片づけなくちゃならないのね」など、嫌味っぽくひとり言のグチとしてつぶやいて相手が察してくれるのを待つのではダメです。

自分からリスクを取って、きちんと言葉にして直接相手に伝えるのです。

「口の中に噛んだごはんが見えると嫌な気持ちになるから、食べながらおしゃべりするのはやめてほしい」

「〇〇ちゃん、一緒に片づけしよう」

自分と他人が違う人である限り、自分の言ったことを相手がどう取るのか完全に予想することはできません。どんな反応を見せるかも言ってみるまではわかりません。けれど、「相手が大切であり傷つけたくない。自分と相手を、そしてお互いの関係をこれからも大切にするために伝えるのだ」という意図が伝われば、一時的な気まずさがあったとしても、長期的に見ればそれほどひどいことにはならないはずです。

そして聞いてもらったときには「ありがとう」と言うことを忘れずに。

人間関係に隠し事はできない

人間関係におけるグチは隠せないものであり、伝わってしまうものだと考えましょう。

内緒を前提に打ち明けたとしても、「『秘密で』って言われたんだけど」、「他の人には言わないでほしいのだけど」などの枕詞を言い訳につけながら、結局は、広まってしまうことがよくあります。

人のグチや悪口は、ひどければひどいほど他人に取っておもしろいものです。

関係ない人に話したとしても、それでも安心できません。

世間話をしていたり、SNSをしていたりして、「あの人とあの人って知り合いだったの?」と驚いた経験は誰にでもあるでしょう。

伝わることはないと思って、さんざんな言い方をしていたら、その相手が実は共通の友人だったということもありえます。

グチを言うとしても、伝わってしまう可能性を念頭において、言葉を選びましょう。伝え方のコツは、グチの対象を攻撃的に責めすぎることなく、「あの人にも決して悪気はないんだと思うんだけど」、「私の誤解かもしれないんだけど」と前置きをしつつ、「あの人がひどい！」ではなく、「私はこう感じてつらくなっちゃった」と、私を主語にして伝えることです。

また、知り合いや友達が人の悪口を言っているのを聞くと、「もしかしたら自分もいないところでは言われているのかも」と思ってしまいますよね。悪口を言っている姿は決して素敵なものではありません。そのときは関係性を壊したくないため話に乗っていたとしても、グチっぽい人はいつか縁を切られるときがきます。

人間関係の怖いところはリセットができないことです。過去のことを調子良く消すことはできません。

グチを言いたい状況になっても、その人間関係が大切だと思うのであれば、修復不可能になることのないように発言にも気をつけていきましょう。

いつか伝わることが前提として、発覚した際に、相手を決定的に傷つけたり、怒らせるようなことは誰に対しても言わないようにしましょう。

どのような言い方であればよいのか具体的に見ていきましょう。

人間関係のグチり方　10のポイント

(1)「親しき仲には礼儀なし」にしない

まずは礼儀を忘れない、相手を違った存在としてリスペクトする、過度に依存しないことで人間関係を常に正常で継続可能な（サステイナブルな）関係に保つことです。

親しい人にグチを言いたいとき、不満の気持ちを伝えるときに気をつけることは、「親しき仲には礼儀なし」にならないことです。

親子だから、長年連れ添った夫婦だからといって礼儀をなくしてしまっていることはないでしょうか。家族や兄弟、親友や恋人など、近しい人、関係が深い人こそ、大切にすべき人です。

例：わかめのお味噌汁が朝食に出て

「うちっていつもわかめのお味噌汁ばっかり」→「今度、なすとたまねぎの入ったお味噌汁を作ってもらいたいな」

自分が好きなお味噌汁を作ってほしい場合は、具体的にお願いしましょう。

依頼したこともないのに、「いっつも同じ」、「実家ではこうじゃなかったのに」とねちねちと考え、自分の食べたいものが出てこないことにグチを言うのは筋違いです。

「一緒にうちの実家に帰省したとき朝ごはんに何が出てたか見ればわかるんじゃない

の？」などと自分勝手なことは思うのも厳禁です。

「長年暮らしているから相手のことは何でもわかっている」、「相手は自分のことをわかってくれている」と深い人間関係に甘えず、きちんと言葉にして伝えましょう。

(2) 自分のルールに従ってもらうなら「お願い」

例：同僚の仕事のやり方に納得できなくて

自分の周囲に「こういった場合は、普通、こうやるものじゃない？」

↓相手に直接「こういった場合には◯◯してくださいますか」と依頼

たとえ仕事の経験が長いとしても、自分のやり方が絶対と決めつけることはやめましょう。自分にとっての常識は他人にとっての非常識とはよく言うものです。そして、自分の正当性を高める目的で、自分のやり方を「普通」と言ったり、ほかの人も巻き込んだりすることはやめましょう。仕事のやり方が確立されていたとしても、新人の素直な気づきにより、新たなよいやり方が生まれることはあるものです。変えられないルールが決まっており、そこから外れていたり、自分の方が効率的なやり方に思えるということであれば、直接、相手に対して、具体的な行動を要請しましょう。伝わるべきは嫌な先輩のイメージ像ではなく、効率のよい業務のやり方です。

(3) 相手の理解できる言葉と受け取りやすい内容で

例：歩きたばこをしている人とぶつかりそうになってむっとして「ちょっとー」↓「すみません。いま火が顔の近くにきて危なかったです。歩きたばこは危ないのでやめてくださいませんか」

グチにしろ、その前のお願いにしろ、挨拶にしろ、相手が理解できなければ意味がありません。相手に非があることが明白であっても、敵対心丸出しでは、相手も聞き入れる姿勢にはなりづらいものです。誠実な態度で自分の意見として伝えましょう。

自分の意見だけでは言いづらければ、「条例でも禁止されているんですよ」と言ってもよいですが、正義をかさに着るような態度で言うのはやめましょう。

(4)「相手のため」と「自分のため」を混同しない

例：勉強しない子供に対して
「そんなんじゃ将来、落ちこぼれになっちゃうわよ。ママはあなたのためを思って言っているのよ」
↓「ママは、勉強することで可能性が広がって、人生が楽しくなったり、より幸せになれる選択肢が広がると思ってるの。ゲームをやめて勉強しましょうよ」

子供が勉強せずにゲームばかりしている様子を見て、いらいらしてしまうこともあると思います。このような場合、いらいらした気持ちをいったんわきに置いて、自分が何をいらいらしているのか、本当に子供に対して期待していること、心配していることは何かを考えてみましょう。

親であれば、子供にはできるだけ幸せになってほしいと思っているものです。それが良い暮らしをしてほしいになり、良い企業に就職してほしいになり、良い大学に受かってほしいになり、勉強してほしいになっているのです。いらいらの根本にある愛情を見つけてグチとは違う形で表現しましょう。もし、純粋に子供のためだけでなく、自分の利己心や見栄が入り込んでいたとしても、それを否定することはありません。明るく「ママ、○○ちゃんが優等生だったら、鼻高々よ！」、「勉強をして良い大学にいってくれたら自分は嬉しい」と伝えるのもよいでしょう。子供は親を喜ばせることが好きなので、喜んで勉強に向かってくれる可能性もあります。ただし、この場合にはよい面だけを伝えるようにしましょう。「子供が劣等生だと恥ずかしい」、「偏差値の低い学校にしか行けないなんて、うちの子としてありえない」などと言わないことです。

(5) つかず離れず、自立する　陰湿なグチになる前に気づこう

例：彼からメールの返事がこない

「何で返事がこないの？　昨日もメールがこなかったし。毎日メールするって約束したのに。きっとほかの女の子と遊んでるんだ。そういえばこのあいだも……。今度、こっそり携帯チェックしよう」

↓「メールの返信がこないなあ。何か用事があって見てないのかな。気にして落ち込むより、私もほかのことを楽しもう」

恋人や子供に対してに限らず過度にある人の行動を監視し、その人のことが気になりすぎている場合は、その人に依存しすぎていると考えた方がいいでしょう。人間関係は「つかず離れず」、「それぞれが自立している」が基本です。この場合のようにつきすぎ、もたれてかかっているような場合は、あえて別のことをしましょう。ジムに通って体を動かしたり、趣味のサークルに参加したり、習い事をしたり……。忙しく

することによって気がまぎれ、一人の人に意識を集中しすぎることなく、適度な関係を維持することができます。不安は無限に膨らみ、大切な時間を蝕むだけでなく、次にその人と会ったときの態度も悪いものにしてしまいがちです。陰湿になる前に自分の不健全な思いに気づき、視野を広げ、人との距離を見直しましょう。

(6) 思い込みを外す

例：子供が大企業を辞めて中小企業に転職すると聞いて、自分の友達に
「絶対後悔すると思うのよ。軽はずみで本当に嫌になっちゃう。私は認めないわ」
↓「私はいまの会社いいと思うんだけどね。まあ、転職したいって言うからには何かそこじゃないとできないことがあるのかしらね」

自分の子供に幸せになってほしいということと、良い大学に行き良い就職先に行くことは必ずしもイコールではありません。良い（と一般的に思われている）大学に

行っても不幸な人はいますし、良い就職先にいてもそこに属するすべての人が幸せではありません。良い大学に行く方が悪い大学に行くより幸せになる確率は高いかもしれませんが、それがすべてではありません。大学が人を幸せにしてくれるわけではないからです。そこにいる人がどれだけ幸せになるための努力をできるかどうかだからです。

幸せの条件は人それぞれかもしれませんが、親子関係、友人関係などの人間関係に恵まれることが基本です。よい人間関係の基本は、それぞれを尊重し合うことができることです。自分には理解しがたいと思うことでも、自分の大切な人が選択したこと、しようとしていることなら、その理由をきちんと聞きましょう。自分が良いと思うことが単なる思い込みである可能性もあります。もちろん自分の意見も言って構いません。子供とはいえ、意思を持って本人が決めたことなら、その決断を尊重して応援するという選択肢も残しておきましょう。

（7）相手への愛を見つけて、その愛を表現する

例：飲み会で連絡もなく、深夜0時すぎに帰宅した夫に対して
「何で遅く帰るのに連絡してこないの」→「睡眠時間が少なくてあなたの健康が心配」
または「週末は、もう少し家族で一緒にすごせたら嬉しいな」

相手に幸せになってほしいという気持ち、どんなに心配しているかという気持ちが転じてグチになってしまうこともあるでしょう。不満な気持ちはできるだけ削ぎ落として、根本にある愛情を表現するように心がけましょう。

不満ばかりを前面に出しては、「うちの妻はうるさい」、「自由にさせてくれない」と言われた側も不満がつのり、夫婦仲が悪くなってしまいます。何時までには帰るべき、すでに知らせてある予定でも改めて連絡すべき／しなくてよい、などは人によって考えが異なります。時間がゆっくり取れるときを選んで、冷静に考えを話し、聞き合って、お互いが納得できるルール作りをするのもよいでしょう。

(8) 嫌だと感じる言葉・態度の裏にある相手の真意をはかる

例：ママ友の先輩が育児について持論を押し付けてくる
「関係ないのに、あれこれ口出ししてこないで！」
↓「心配してくれてるのね。ありがとう。ちゃんとやってるから大丈夫よ」

自分にとっては踏み込みすぎと感じられる発言をしてきた友人に対して、怒ってもしかたありません。心配しているという相手の発言の背後にある気持ちに感謝しつつ、自分は大丈夫だと伝えてやんわり断りましょう。グチを言いたくなる相手が、なぜそのような嫌な態度を自分にとったのか真意を考えてみるのも良いでしょう。自分には余計なお世話に感じられても、相手は愛情や親切心から、いろんな助言をしてくれている可能性もあります。「何でこんなこと言ってくるの？」と思っても、よい先入観で相手の発言を解釈して返事をするようにしましょう。

（9）ダメージコントロールをする（グチを言ったら、良いところもあわせて言う）

例：

「寝てばっかりなんだから」↓付け足し「いつもお仕事頑張ってお疲れ様。疲れが取れたら一緒に出かけようね」

「ちょっと汗臭いかも」↓付け足し「夏場だから仕方ないよね。でも○○さん、素敵な人だから、それで印象悪くなったらもったいないよ」

「取ってくれた電話のメモ、番号がまちがってたよ」↓付け足し「いっつも一番最初に電話取ってくれるから本当に偉いと思ってるの」

グチは人間関係を傷つける可能性のあるもの。自分の言いたいことだけ言ってすっきりするのではなくて、言われた側の気持ちを救う言葉も足しましょう。相手の良いところを常日頃から見つけてストックしておいて、グチとあわせて良いところも言いましょう。

(10) 本人に直接言って、最後は笑い合おう

どうしても許せないこと、自分が相手に大きな誤解を受けていると思うような場合には、相手に対する不満をグチとしてまき散らすのではなく、冷静に自分の気持ちや考えを伝えてみましょう。

どんなに厳しい内容であっても、関係のない他人にグチって、真意とは違う内容があとで伝わるより、ずっとよいことです。

関係性を見極めよう

人間関係は一期一会なので頂いた縁は大切にすべきです。

しかし、「誰とでも仲良くしなければならない」、「この人に嫌われたらおしまいだ」と悩んでしまうと、グチが出てしまいます。

ある会社にYさんという人がいました。

Yさんはいつも本当に楽しそうに仕事をしています。彼女は、いろいろな人に電話をかけては、仕事の話だけではなく、仕事とはまったく関係のなさそうなプライベートな話をして、大声で笑っています。

彼女は、上司や周囲が「いつの間にか仕事に巻き込まれ、気がついたら目標を達成していた」と評価するほど、スムーズに仕事を進める人物です。

そんなYさんにも、チームの中にどうしても動かすことのできない人がいました。頑固で融通が利かず、その人のせいで仕事が止まってしまうのです。

ある日、Yさんはその相手との電話を切った後、周りの人に「聞いてください。もうがまんできない」と、彼の仕事ぶりについて大声でグチを言い始めました。

周りで働いている人は、いつも明るいYさんから、次から次へとグチが出てくるのでびっくりです。

仕事の関係にかかわらず人間関係はどこでどうつながってくるのかわかりません。

「人間万事塞翁が馬」であって、いま悪いと思っている関係が将来とても役に立つことはありますし、人間関係で得た苦労によって成長できることもあり、いまうまくいっていない関係に将来感謝する可能性はあります。

しかし、どうしても合わない関係もあります。

自分が関係を改善する努力をしてみてもダメで、その努力が限界まで達していれば当然グチっぽくなってきます。そんなときには、相手に気に入られようとする努力をやめて、これも仕事のうちと割り切った付き合いにすることも考えてみてください。

前出のYさんは、合わない相手とのかかわりを最小限にしたため、チームとしての最高の結果は得られませんでしたが、周りからは「やるだけはやった」との評価を得ることはできました。そして彼女は精神的な健全を保つことができました。

付き合いが苦痛になり、悩みこんでつらい時間をすごしたり、精神的な健康を壊してしまうよりは、人間関係を割り切ることでその場を乗り切る方がずっとよいのではないでしょうか。

自分がグチっぽくなってきた場合、そのコミュニティに居続けなければならないのか、一度考えてみてください。

すべての縁を大切にすることが前提としながらも、付き合いが苦痛となってしまった場合には、仕事上の関係を最小限にしたり、友人の縁を切ったり、趣味のグループを抜けたりすることも可能ということを頭に置いておきましょう。

コミュニケーションをとらざるをえない関係が終わったら、すぐに終了してしまう人間関係に時間や労力を投資するのではなく、自分にとって本当に大切だと思える人との永続的な関係の構築にバランス良く力を注いでいきましょう。

第六章

自分自身に対するグチへの対処法

自分は常に付き合わなければいけない存在です。

他人であれば、距離を置いたり、付き合いをやめることができます。簡単ではないかもしれませんが、会社や学校を辞めることもできます。

ですが、自分とは一生付き合わなければなりません。グチを言って、嫌いになっても、離れることはできません。

自分を好きになろう

どんなときでも自分が自分の味方であり、自分を好きでいることが大切です。

望まない出来事が起きたときや、目標が達成できなかったとき、自分に対してグチを言いたくなることもあるでしょう。

「どうしてできないんだ」、「またあんなことして」、「きっとミスするんだろうな」

自分のことをこんなふうに言う相手が、自分の上司だったらどうでしょう。

人を責めてばかりで威圧的な上司のために一生懸命働きたいとは思えません。
くよくよしてばかりで自信のない部下に仕事を任せようとも思わないでしょう。
同じように、きつい言葉ばかりかけていては、自分のために頑張ろうという気力が湧きません。

逆に、優しくて懐の深い上司、行動力があり明るい部下ならどうでしょう。
「この上司のためなら一生懸命頑張ろう」、「この部下なら新しいことであっても信頼して任せてみたい」と思えるのではないでしょうか。

自分の心の中でもまったく同じように、自分が一緒にいたいと思う人たちのように自分に対して声をかけ、心の中を明るく前向きな言葉で満たしてください。

ポジティブ心理学の創設者であるマーティン・セリグマン博士は、経験の繰り返しによって無力感が定着することを研究によって証明しています。

長い間、回避できない嫌な出来事にさらされ続けると、「自分が何をしても状況は変わらない」と思い込んでしまい、状況が変わり、本来、行動すれば避けることのできる嫌な出来事に対しても、甘んじて受け入れ続けてしまうというものです。

セリグマン博士らが行った実験の概要は、次のようなものでした。

2匹の犬が、一方はボタンを押すと電気ショックが止められる装置のついた場所、他方の犬はどんな行為をしても電気ショックを止めることのできない場所に入れられています。犬は、そのうち学習します。前者はボタンを押すと電気ショックを回避できることを、後者は何をやっても回避できないことを。

後者の犬は可哀想に、ついには何も行動しなくなります。

たとえ電気ショックを回避できる部屋に移動させても、後者の犬は既に「自分が何をしても状況は変わらない」という無力感にとらわれているため、何も行動しようとはせず、甘んじて電気ショックを受け続けるようになってしまいます。

セリグマン博士たちはこの現象を「学習性無力感」と呼びました。

自分に対して、「だからダメなんだ」、「きっとできない」と言い続けると、自分自身で自分の無気力を作り、行動力を削いでしまうのです。

ポジティブ心理学において、ポジティブな人は、悪いことは一時的なものとしてとらえ、良いことは永続的なものとしてとらえるとされています。

悪いことがあったときは、「今回はたまたまうまくいかなかっただけ」と考え、良いことがあったときは、「私はいつもうまくいく」、「今回もうまくいった」と考えるようにしましょう。

「できる」、「うまくいく」、「大丈夫」と明るい言葉をかけ続けることで、できるための行動をするようになり、実際にできるようになります。

希望を持てば、前向きな行動ができるようになります。

いつでも自分に対して良い言葉を発するのは、自分自身のためにも必要だということを忘れないようにしてください。

コミットメントしていこう

「私ならできる」、「大丈夫、次はうまくやれる」と自分を信頼し、励まし続けましょう。

自分といつも一緒にいて、自分に一番多くの声をかけ続けるのは自分なのです。根拠なく自信なんて持てないと思っても、まずは言葉で言ってしまうことからはじめましょう。できれば紙にも書きましょう。コミットメント（自分の立場を明確にする、宣言すること）により、対外的なセルフイメージが心の中で形成され、それを保ちたいという法則が働き、行動にも影響を与えます。このことは社会心理学者のロバート・チャルディーニ博士の研究で実証されています。

ダメな自分について考えることで変わっていきたいのなら、第二章で見直したとおり、自分自身の性質をダメと決めてしまうのではなく、落ち込む原因となったひとつの行動について具体的に考えましょう。

「自分は何てダメなんだ」ではなく、「今回ミスしてしまった理由は何だろう。次に成功させるためには、どこを変えたらいいんだろう」です。

数回のうまくいかなかったことによって、自分で将来の可能性を潰してしまうことのないようにしましょう。

ネガティブな自分も悪くない

グチを言うことは良くないとされていますが、自分に対してグチを言いたくなるというのは決して悪いことではありません。

自分に対してグチの生じる状況はひとつです。自分の理想と現在の状況にズレがある場合です。

セリグマン博士の『ポジティブ心理学の挑戦』(ディスカヴァー・トゥエンティワン)という著作の中に、研究によって、ポジティブな発言対ネガティブな発言の比率が2.9対1を上回る会社では経営状態が良好で、その比率を下回る会社では経営状態が悪化していたことがわかったと記載されています。

しかし、同時に同書では、人生を舵と帆つきの船に例え、ポジティブ発言の比率が高すぎてもいけないとも書かれています。ポジティブは帆の役割、ネガティブは舵なのです。あてもなくはためくポジティブな帆では行く先を失ってしまいかねません。

自分にグチを言いたくなるあなたは、自分自身をコントロールする舵を持っているのです。

さらに前に進むために、ポジティブの帆に風を当てていきましょう。

自分に対するグチはこう言おう

（1）自分への信頼を付け足す

努力している自分にグチを言ってしまいそうなときには、ポジティブな言い換えや付け足しを心がけましょう。無力感を定着させてしまうことのないよう、常に信頼を示し、優しい言葉を掛けましょう。

付け足し言葉は、可能であればグチる状況に関係のあるものにしましょう。現在、つらい状況だとしても、いまの良いところが見つかれば、努力を続ける原動力になります。何かに失敗してグチを言う場合も、結果は満足いくものでなかったとしても、過程の行動には、ほめるべきところがきっといくつもあるはずです。それは自分への自信となり、次の行動への原動力になるでしょう。

例：夜遅くまで勉強して
「あー、眠い」↓「こんなに眠くなるまで勉強したなんて私って偉いな」と付け足す。

受験生が夜遅くまで勉強をしているときに、思わず「あー眠い」と口にしてしまい、「これぐらいで眠くなっちゃうなんて、何て自分はダメなんだろう。こんなことでは志望校に落ちちゃう」と落ち込んで、勉強を続けられない自分にグチを言いたくなることもあるでしょう。
しかし、声に出して言うときは、まず、眠くなるまで勉強した自分をほめましょう。
「あー眠い」↓「もうダメ」↓「こんなにすぐあきらめてしまう私は何をやってもできっこない」↓「どうせ無駄なんだからやめよう」とマイナスのスパイラルに入っては、これまでのせっかくの努力を無駄にしてしまいます。

人は自分の行為を評価されることが好きです。評価されないと今までやった苦労をむなしく感じてしまい、何もやらなくなってしまうこともあります。この例では、睡眠を削って勉強しているから眠いのです。

自分を責める前に、自分のことをよく観察して、今の状況において、自分の良いところを探して積極的にほめていきましょう。

「あー眠い」→「こんなに頑張って偉い」→「こんな努力家な私ならやれるはず」とプラスのスパイラルに入りましょう。どうしても眠かったら、今日は寝て明日やればいいのです。

グチる状況に関係のある付け足し言葉が見つからなければ、まったく関係のないことでも自分に対する信頼の言葉を付けましょう。

今の状況がどうであれ、自分が自分にとって大切な人であることに変わりはありません。

例：「俺ってダメだな」↓「でも食い意地だけは一人前以上。上等だ！」と付け足す。

「僕は20歳だった。それが人生で一番美しい年齢だなどとは誰にも言わせまい」（ポール・ニザン）と言いたくなるような時期ってありませんか。

本当に何をやってもダメ、学校も家庭も部活でも裏目にでて、他人ばかりまぶしく見えて自分だけネクラでまるで疫病神にでもなったんじゃないかと思う。自分の行き場がなく、気持ちは放っておくと暗い方にしかいかず、このままダメになってしまうのではと、ネガティブのスパイラルに落ち込んでいく。

こんなときに付け足すプラスの言葉は本当にひとつもないのでしょうか。

人は生がある限り「より良く生きたい」と思うものです。しかし、常に思いや努力に比例した結果が得られるわけではありません。

数十年の蓄財が一夜にして吹き飛ぶことも、長年努力してきた夢の実現が不可能となり、目標を失ってしまうこともあります。人生の荒波のなかですっかり心が弱り果てて、何もかもうまくいかないようなときにこそ「食欲」、「睡眠欲」、「自己保存欲」などの人の本能に根差した欲求を正当化してみてはいかがでしょうか。

「食欲」、「睡眠欲」、「自己保存欲」は生きている限り誰でも持っています。生理現象でもいいのです「脈がある！　生きていればまだ何とかなる」と堂々と言ってみましょう。これだけでどうにかなるわけではありませんが、開き直ることによって心に余裕が生まれる場合もあります。

あと一歩前に出る気力が生まれてくるはずです。

(2) グチはイトグチ

不安、不満な気持ちを言葉にすることによって、自分の気持ちをより具体的に知るきっかけになりえます。グチを糸口にして、自分の感情や状況をより良く変えていきましょう。

グチは具体的に言いましょう。つらい気持ちをグチっていても認識の助けにはなりません。
具体的な言葉で表すことで状況や感情をしっかり把握してこそ、理想と現実の差も見え、つらい気持ちを生んでいる自分自身の信念やこだわりもわかります。

例：部下を指導した際に、職場の雰囲気が悪くなった
「私ってきついから、みんなから嫌われちゃうんだなー」↓「〜〜って言い方が、○○さんを傷つけちゃったんだな」

「きつい」、「みんな」、「嫌われる」、どれもあいまいな言葉です。「きつい」ところを直したいとしても、「きつくならないように」、「これからは優しく」だけではなかなか直すことが難しいものです。つらいことかもしれませんが「きつい」と思われた場面や台詞を具体的に思い出していきましょう。
相手のことを名前で呼ばずに「あなた」と言った。感情的になり、声が大きかった。相手が事情を説明しているときにさえぎった。行動ではなくその人自体を責めた、な

ど、きつい印象を与える言動があったはずです。

可能な限りそういった言動をやめたり、回数を減らしたりしましょう。また、自分の行動によって嫌われてしまった人と和解したいと思うなら、きちんと一人一人を思い浮かべて、その人に合った言葉がけをしましょう。抽象的な言葉では、解決に結びつけることはできません。

(3) 今回うまくいかなかったことは、次回への事前準備

繰り返しになりますが、自分にグチを言いたくなるのは決して悪いことではありません。努力をして理想に向かっている人だからこそグチも出てくるのです。

もし何かうまくいかないことがあったとしても、それはまったくの無駄ではないでしょう。

例：プレゼンに失敗して

「ひどい発表しちゃった」↓「時間がオーバーしたのと、資料の文字が小さかったのは良くなかったなあ。次は、事前に、時間を計りながら、人に見てもらって練習しよう」

発表がうまくいかなかったら落ち込みます。落ち込んだその日は早めに寝て、次の日の朝にでも何が悪かったのかを分析してみましょう。結果を見直して、もう一度やるのです。失敗は誰にでもあるもの。初めてのことであればうまくいかなくてもしかたのないこと。過ぎたことを悔やんでグチを言い続けることではなく、同じ失敗を繰り返さないことが大切なのです。

「失敗した」、「できなかった」とただ落ち込んでいるのではなく、何が悪かったのか、どうすれば改善できるのかなど、次に成功させるためにはどのようにしたら良いか計画をたて実行することで、積極的に立ち直っていきましょう。もちろん良かったこともあるはず。忘れずにほめてあげてくださいね。

日記を書いて自分の気持ちを知ろう

自分に対してグチを言いたいとき、日記を書くことをおすすめします。

頭の中で「あのときどうして」、「何で私って」などと考え続けても、出口を見つけることは難しく、ただ時間だけが経ってしまうものです。

日記を書くことによって、言葉にすることと、記録することのふたつが達成され、自分の状況を客観的に見直すことができます。

私のおすすめの方法は、何でも話を聞いてくれる人（友人やカウンセラー）に手紙を書くかのように日記を書くことです。自分ひとりでしか読み返さない日記では、感情だけの記録になり、何があってどういう気持ちになったのかが残りません。できるだけ客観的に、時系列で、どんなことがあって、自分や周りの人がどんなことを言って、どういう結果になったのか、そして、自分はどんな感情になったのかということを書いていくのです。感情についてはもちろん主観的で構いません。悲しい気持ち、くやしい気持ち、納得できない思いなど、思う存分書きましょう。

書き終わったところで、その文章を読み返してみましょう。客観的になって、その手紙を受け取った人のつもりで読んでみましょう。

読んでいく中で非合理な思い込みがあったり、表現が大げさだったり、つっこむ余地のある文章であったりが発見できると思います。

例えば、

「私は、~~なのに」という文章が多い。自分のことばっかり。

「彼は、絶対、~したんだと思う」という文章がある。絶対と書いているけれど、文末は「思う」となっている。絶対ではなくて、これは私の想像にすぎないな。

文章の最初の方と、最後の方で、言っていることが矛盾している。いま冷静に考えられていないのだろうな。

自分自身のことでも文章にしてみることで、頭の中で悩んでいるだけでは見えてこなかったたくさんの気づきが得られます。

同時に悪い点、反省すべきところだけでなく、自分の頑張っているところや良いところも見えてきます。

いろんな気づきを得たうえで、「自分のこの部分を直したらうまくいきそうだな」と具体的な解決策を得て前向きになったり、「ここまで頑張ってきて成果が出ていないなら、もう苦しい思いをし続けることもないな。ここでやめよう」と決断することもできるでしょう。


自分では冷静に見返すことが難しいというのであれば、個人が特定されてしまうような情報をきちんと隠したうえで、ネットの相談サイトに投稿してみることもおすすめします。

ネットの相談サイトへの投稿をおすすめする理由は3つです。まず、ネットの相談サイトで回答してくれる人は、自分自身と関係がないため、マイナスの自己開示によって、人間関係に悪影響を及ぼすことがありません。2つめに、不特定多数の人の経験談を得られる可能性があります。3つめに、忌憚のない意見が得られます。もしかすると誹謗中傷のような意見がくるかもしれません。しかし、友達からでは得られないような、まったく関係のない第三者ならではの厳しい意見は、自分の甘えに活を入れてくれ、目を覚まさせてくれるということもありえます。幸せなときにはよいですが、自分自身にグチが出るような苦しい状況であれば、「きっと〜〜なはず」、「これまで頑張ってきたんだから」というあいまいな思い込みから一歩離れてみることも必要です。いろんな意見を聞き、複数の選択肢を検討したうえで、これまでの自分のやり方でもう少し努力してみるという決断を挟むことは、外から見た行動は同じでも、中身に大きな違いがあります。苦しいことに臨む覚悟も違ってくるでしょう。

第七章

世の中に対するグチの流儀

「最近の若者はまったく」、「景気が悪いせいで」、「こんな音楽のどこがいいんだろうね」、「消費税が上がって生活が苦しい」……などなど、ふとしたときに口をついてしまう世の中に対するグチ。

世の中に対するグチは、これまでに見てきた仕事、人間関係、自分に対するグチとは決定的な違いがあります。

それはまさに『大辞林』に載っていたとおり「言ってもしかたがないこと」であることです。

仕事や人間関係については、不平不満があった場合、グチは言っても自分から良い方向に働きかけることができます。自分に対しても見方や行動を変えることができます。

しかし、若者、景気、流行といったあいまいなものに対しては、直接、具体的な影響を与えることはできません。

時代は巻き込まれざるをえないもの

世の中とは、「時代」、「時勢」といった私たちが生きる今現在の社会構造であったり、文化であったり、古くは1960年代のヒッピーブームや、1980年代の日本のバブル期の文化やファッション、音楽、食べもの、流行語、新しいテクノロジー、その年のニュースなど、自分を取り巻くさまざまなものです。

世の中では日々新しいものが作り出され、また多くのものが消えていきます。変化の波は絶え間なく送り続けられ、人は多かれ少なかれその影響を受け、巻き込まれざるをえません。

興味があれば、サーファーさながらこの時代の波をつかんでうまく乗って楽しむこともできますし、波を眺めるだけでいることもできます。

流行のラーメンを食べたり、今年のトレンドの服を着たり、景気の波に乗って株で儲けたり損をしたり……。大きなうねりのごく一部としては参加しているものの、ほとんどの人に時代をつくるほどの決定権はありません。

行動するのでなければ、世の中に対するグチは世間話

変えることができない「世の中」に対しての不平不満はどこか無責任です。
特定の個人に対するグチは、自分自身に関わってきますが、「世の中」に対してであれば言いっぱなしでも許されます。

世の中に対するグチならば、共通の知り合いを欠席裁判で悪者にすることなく、時事ネタやテレビネタを使って共通の話題で盛り上がることができます。
世の中が悪い、若者が悪い、政府が悪い、あの俳優は浮気性、金持ちは冷酷だ……。でも自分たちは頑張っていて偉い、偉いといって憂さ晴らしです。

政治や若者について、本当に不満があれば、政治家に立候補したり、会社の新人に指導をしたりと具体的な行動をすることはできます。

行動もせず、世の中という抽象的なものに対してグチを言っている場合、それはその人にとって、ただの世間話であり、それほど深刻な問題ではありません。現実のこととしてとらえているわけではなく、みんなで共感できる「あるある」のようなものでしょう。

世間話であってもグチは危険

しかし、責任のないグチであっても頻発に言い、否定し続けることは健全ではありません。

インターネット掲示板には、ショッキングなニュースや悩み相談などが投稿されています。投稿を読んだり、掲示板に書き込みをすることは時間潰しにはもってこいですが、見すぎには注意が必要です。

投稿された内容は、自分と直接の関係がないため無責任に悪口やグチを言い続けることができます。どんな酷いことをいっても匿名なため言いっぱなしでもかまいません。自分が嫌になったら他の掲示板に行けばいいのです。

世の中に対するグチを言ったり、書いたりすることでストレス解消をする人もいるでしょうが、たとえ周りの人を傷つけなくても、グチは確実に自分の心を傷つけています。自分が放ったグチの毒に侵されて、グチに対して一種の麻痺状態に陥るため、注意が必要です。

世の中へのグチは、おつかれのサイン

自分ひとりで、またはみんなで、世の中へのグチを言って気持ちが盛り上がっているときは、あなたが疲れているのかもしれません。

自分の人生が充実して忙しいときには、無責任なグチを言う暇も、憂さ晴らしする必要もありません。

「政治が悪いから景気が悪い？　そうだよね。日本だけを対象にしていたら厳しいかもしれないから、海外にマーケットを広げておかないとね」
「今年の新人さんには、いままでの常識が通じないの？　そしたら、その人たち世代向けの新しいサービスのアイデアを考えてもらうのは彼らに任せた方がいいね」
「これから年金はずいぶん少なくなるらしいよ」、「じゃあ、個人年金の積み立てでも始めようかな。それとも自分で運用した方がいいかな？」

うまくいっているとき、前向きな考えができるときには、何を言われてもマイナスに取ることはないのです。

ネットや雑誌を見て、自分の不満に同調するような意見を見つけて、「そうだ。やっぱり、政治が悪いから……」、「世の中のせいで自分たちは損している」と言ったところで、目の前の現実が変わることはありません。

後ろ向きな気持ちのときに、つらい思いの原因を少しだけ世の中に肩代わりしてもらうのは悪くありません。

世の中に対しては、自己中心的にグチを言っても直接傷つく人はいないからです。

しかし、ストレスを解消したら、気持ちを切り替えて前向きになるという意識は忘れず持っていましょう。

世の中を楽しくグチろう

(1) 共通意識でガス抜きしよう

例：過去最低の売上についての同僚との会話
「今期の売上最悪だな」↓「俺たち景気が悪い時代に生まれて損ばっかりしているよ

なー、生まれてからベビーブーマーで受験は大変だったし、就職はバブル崩壊後だし。でも、こんな中でも頑張ってて俺たちって本当に偉いよな！」

仕事に対するグチの効果の「一体感をつくる」と同じです。

ライバル会社の代わりに、もっと抽象的な対象である世の中や、芸能人、流行などを悪く言うことで、共通意識を持つことができる場合があります。

例は、今期の売上が本当に悪すぎて解決の糸口すらつかめずに打ちのめされた場合、自分たちではなく、時代のせいにして雰囲気を変えようとしたものです。

仕事では常に努力が必要ですが、景気が悪いときにすべて自分たちのせいと思いすぎるのもつらいもの。世の中のせいにすることで気を楽にし、同僚との一体感をつくるネタにしてしまいましょう。

許される範囲で大げさにデフォルメしたり、直近のニュースから引用したり、流行の言葉を入れ込んだり、面白い口調で言ったりという工夫をして、笑い合って、言った人も聞いた人も元気が出ると良いですね。最後は必ず明るく締めましょう。自画自賛でＯＫです。

（2）目の前のことをやろう

例：自社の厳しい経営状況に関する会話
「本当、最近の政治家ってバカばっかりだよな。全然、景気良くならないじゃん」
↓「最近、うちの会社も厳しいけれど、新しいサービスやマーケティング戦略は何かないのかね？」

社会や政治について真剣に語り合う場であれば別ですが、飲み会や、知り合ったばかりの人が打ち解けるための雑談であれば、社会や政治についての話題は、それぞれの立場や主義主張がある場合があるため、必要最小限にとどめた方が良いでしょう。
言い換え前のようなグチを聞かされたとしても、会社の業績悪化が大きな問題で早く対処しなければならないほど、「景気のせいにしているけど、本当は会社の業績悪化に何も対策を打てずに落ち込んでいるのね」と同情されたり、「じゃあ、自分で政治をやってみて景気が良くなると思っているのかしら」と批判されたりして、何も得なことはありません。

言ってもどうにもならないグチはそこそこにして、会社や仕事に対する前向きな発言に置き換えましょう。これが自分が対処できる範囲です。

話題のすり替えをせず、正面から会社の業績悪化に対して問題提起をした方がより建設的です。

政治に文句を言う前に自分の仕事を一生懸命やりましょう。政治が悪いから給与が上がらないではなく、自分の努力で給与を上げることができるようになります。

(3) 場を明るくするグチを言おう

例：消費税が次第に上がることに関する会話

「消費税がどんどん高くなるの、嫌だね。大打撃だよ」↓(後述のやりとり)

もし世の中に対するグチを言うのであれば、サラリーマン川柳などのように面白く世の中を皮肉って、笑いに変える工夫をしてみてはいかがでしょうか。

第一生命の第28回サラリーマン川柳　傑作100選に「8％（ハチパー）で暗算できぬ料金に」という句がありました。

A「そうだよ！　8％になってから計算できないよ」
B「でも、2017年4月になったら10％になるから、今より簡単になるね」
A「そうだね。よかったよ」
B「じゃないでしょ」
A「政府は、国民が消費税を計算できないと思ってバカにしてるのか！　そんなんで上げるな！」
B「いやいや、10％になるの、そもそもそういう主旨じゃないし。怒るとこ、そこじゃないでしょ」

グチを楽しく言うことができれば、変えることができないものに対する不満は吐き出せますし、聞いた人も嫌にならず、笑うことで一体感も出ます。

世の中に対するグチは、言って楽しめる程度なら良いのですが、不満が募って嫌な気持ちになるのであれば、いったんは忘れるように努力しましょう。

そして、世の中の嫌な部分が気にならなくなるほど、自分の目の前にある仕事や家族を大切にしましょう。

第八章

グチを征するものは人生を征する

私の本棚の中に、ある知人の書いた本が4冊あります。著者は、10年前の33歳のときにがんで亡くなった奥山貴宏さんという方です。奥山さんは出版社で雑誌編集の仕事をした後にフリーランスになり、仕事も順調で上り調子の中、肺がんにかかってしまいました。

私の本棚にある奥山さんの本、4冊のうち、3冊は、奥山さんががんになってからも続けていたブログを書籍化したものです。そしてもう1冊は小説です。

奥山さんは生前あるインタビューの中で「なんだか神様に『君はこれから80歳まで健康に生きていけるけど、本は1冊も出せない』というのと、『君は30歳ちょっとで死んじゃうけど、本を出して、少しは伝説的な人になれる』というのと、どちらを選ぶかって訊かれたような気がして。それで本を出す方を選んじゃったんでしょうね」と語っています。

もしかしたら、本が出せなくても健康で長生きしたかったと思ったこともあったかもしれません。しかし、もしそう思ったとしても、余命2年と言われたがんが消えて、再び健康な生活が送れるというのは実現可能性の低いことでしょう。

状況が変えられないとしたら、その中で、「悪いことはあった。それでも前を向いて生きる」と自分で心を持っていくほかありません。それが幸せに生きるということだと、私は思います。


グチを言いたくなるのは自分にとって悪い時期です。何もせず「ああ、嫌だな」、「何でこんなことに」と不平不満を述べるばかりでいたら、時間はどんどんたってしまいます。仕事の評価が悪かった、出世コースを外された、振られた、けがをしたなど、悪い出来事があったとしても、それはよいきっかけなのだと、自分のルールを変えていきましょう。

私自身、どんなことがあっても、常に前を向いているとは断言できませんが、そうできるよう努力していきたいと思っています。なぜなら、ひとつの嫌な出来事だけで自分の人生が終わりになるわけではないのです。時々のつまずきがあっても人生は続いていくのです。不幸な自分のまま生きていくよりも、その出来事を受け入れて、そこから幸せになる方法を考える強さを持ちたいと思っています。

グチを言わない自分になろう

本書では「酒は百薬の長」と同じで、グチには効用があり、グチは言っても良いが言い方には注意が必要との論旨でこれまで記述してきました。

しかし、そもそもグチを言いたい気持ちにならないのなら、それに越したことはありません。

第二章で見てきたように、グチは心身ともにダメージを与えるものであり、仏教では三毒のひとつ、人がなかなかやめることができない愚かなものとして描かれています。

再度ここでグチについて考えてみましょう。

本当は子供のことを愛しているのに、子供が勉強しないことにいらいらして、グチを言ってしまう。

本当は恋人のことを愛しているのに、夜遅くまで飲み会で自分をほったらかし、もっと一緒にいたい、不安である。そのときかかってきた、いまから帰るという電話に、遅いといってグチを言ってしまう。

このような心の状態は、自分の理想にとらわれ、現実にうまく対処できていない状態であるといえないでしょうか。


「この子供が勉強をして偉くなってくれたらいいのに」、「恋人がもっと自分のことをかまって大切にしてくれたらいいのに」という一方的な思い込みが、「この子供が勉強しなければニートになってしまってきっとまともに生きていけないわ」、「恋人は、自分のことよりも飲み会の方が楽しいんだ、他に好きな人でもできたのかな」という不安を生み、悪い言葉になってグチとして出てきてしまいます。

第二章で、グチを言うのをやめることは仏教で修行していない私たちには難しいのではないかと言いました。

一朝一夕に変わることは難しいでしょうが、このような思い込みや不安は本来なくても構わないのです。


聖書の言葉に「空の鳥を見るがよい。まくことも、刈ることもせず、倉に取りいれることもしない。それなのに、あなたがたの天の父は彼らを養っていて下さる。あなたがたは彼らよりも、はるかにすぐれた者ではないか。あなたがたのうち、だれが思いわずらったからとて、自分の寿命をわずかでも延ばすことができようか。（新約聖書マタイによる福音書第6章26－27節）」とあります。

確かに人間はあくせく働いて将来を不安に思い、家族や友人の幸せを先回りして考えて苦しみますが、空の鳥は今日の食事も冬支度もしないで人間とくらべてみれば呑気にさえずって自由気ままに空を飛んでいるように見えます。「自分は空の鳥ほど幸せでない」と思うときがあったりしないでしょうか。

ここで単純に何も考える必要はないといっているのではありません。

愛しているのであれば一緒にいることに感謝すべきですし、先回りしていろいろな妄想で頭を一杯にしたところで、その気持ちに相手がついてこられていないのであればそれは伝わりません。考えるだけ無駄であり、さらに言われた人の気分を悪くするので、かえって有害です。

勉強しない子供に本当に教えなくてはいけないのは、自分の思い込みや不安を一方的に押しつけることではないでしょう。赤ちゃんがはいはいしてつかまり立ちをして歩き出すのに半年から1年以上もの時間が掛かります。人が自分の周りの状況を把握したり、自分が何をすべきかを判断する能力を身につけ、勉強が必要であると身をもって学ぶには長い時間が掛かるのです。親がすべきは大人になっていく子供の成長を信じて待って、励ますことではないでしょうか。

恋人に対しても、お互いが持つ夢なり仕事なりに時間が必要なのは当然であって、その間に自分のエゴを押し付けて相手を悩ます必要はありません。

男性でも女性でも、自立して大人になって家事ができるようになったり、仕事の能力を磨き役にたつようにスキルを上げたり、ふたりの信頼関係を深めるためにお互いのことをよく知り、尊重する関係を築き上げることが必要なのではないでしょうか。

恋人が将来のために努力をするのを励まし、できる範囲で支え合うことが必要であって、過去の振られた経験を思い出したり、暇だからといって変な妄想を膨らませたりすべきではありません。

そうはいっても、グチをまったく言わない自分になることは不可能です。いきなり無理に抑えると、反動でグチが大きく爆発しかねません。少しずつ非合理的な思い込みを減らしていき、幸せにつながる考え方を身につけていきましょう。

環境は自分でつくる

「マーケティング部に人員の空きが出るらしい」

入社して3年目、その情報を友達から聞いた営業職のKさんは、すぐにマーケティング部のマネージャーに電話を掛けました。

もしあのとき、1本の電話をしていなかったら、行きたい場所があっても自分からは遠いところだとあきらめて行動していなかったら、いまごろ彼はまったく別の人生を歩んでいたに違いありません。

現在、外資系メーカーのマーケティング部門のマネージャー、Kさんのお話です。

入社後、営業職に配属され、芽が出ず3年。

そんなある日、マーケティングにいる同期入社の友人から、アメリカの本社に行くと聞き、同期が抜けたらマーケティングに空きが出る！　と、即座に、その同期の上司であるマーケティングのマネージャーに電話を掛けたのだそうです。

マーケティングのマネージャーから折り返しの電話があり、公募を受けることになったものの、その当時、ＴＯＥＩＣのスコアは３００点台。外資系企業のマーケティング部門で働くには致命的に低いスコアです。

異動するまでにスコアを７００点以上に上げることを条件に何とか公募に合格し、無事マーケティングに異動しました。

それから15年。

「いま思うとよくやったなって思うけど、25歳のとき、行動して良かったよ。いま会社にいるのはあのとき行動したおかげだよ」

彼はいまも同じ会社に勤めており、マーケティングで活躍しています。マネージャーにもなりました。社内でも英語がかなり話せる方だとのこと。

「そんな低いＴＯＥＩＣのスコアでよくマーケティングに異動希望を出して、マネージャーさんも受け入れたよ」
「よくそんな無茶したね。可能性を認めてくれたんだね」

Ｋさんは笑いながら話してくれました。

Ｋさんの話から３つの大切なことがわかります。

１つめは、友達との雑談の中にチャンスを見つけること。
２つめは、チャンスを見つけたら躊躇せずに飛び込むこと。
そして３つめは、チャンスを現実のものとするために満たせていない条件があるなら、具体的な行動で解消することです。

普段は意識しないような小さな事も含め、選択したり、決断したりすることで、未来が決まっていく。そして行動をすることで、選択や決断の結果をより良いものにしていく。

平成24年度に行われた国勢モニター「若者・女性の活躍推進に関するアンケート調査」の調査結果において、「女性が活躍できていると思う理由」については「本人の意思・能力が高いから」がトップの理由で62・5%であるのに対し、「活躍できていない理由」については「本人の意思・能力が低いから」は14・5%であり、トップは、「女性が働きにくい仕事・職場環境だから」があがっていました。

人はそれぞれに事情があり、活躍できないこともあるとは思います。

ただ、そういってしまったら、環境が整うのを待つだけ、誰かが何かをしてくれるのを待つだけになってしまいます。

女性にかかわらず、「今いる場所で、活躍できるかどうかは自分の責任である」と決めることは、とても重要なことです。

私の通った社会人大学院には、企業から選抜されて派遣されてきた同級生が何人もいました。制度があっても利用できるかどうかは本人しだいです。

また、留学支援の制度がない会社で、3カ月の休職をして短期留学を果たした友人がいます。制度がなくても周りを動かせるほどの魅力、能力、期待があるからです。

「向いていない営業に配属されてしまって不幸だ。マーケティングに配属になった同期がうらやましい」

「うちの会社には留学の制度がない。学生時代には差がなかったのに、中小企業に行った私はついてない。大企業に行っている友達は幸せだ」

こんなグチを言っていて幸せになれるでしょうか。

Kさんも、留学支援の制度がない会社で短期留学を果たした私の友人も、自分の環境にグチを言うのではなく、行動を起こしたからこそ望むものが手に入れられたのです。

能力は自分で高めるもの。
環境も自分でつくるもの。

ちなみに、Kさんがマーケティングマネージャーとした、異動までにTOEICのスコアを700点以上にするという約束は、そのマネージャーが異動してしまったため、満たしたかどうか確認されることはなかったそうです。

折れない心をつくろう

第一章に、マイナスの感情を持たない、グチを言わないことではなく、マイナスの感情を持ったり、グチを言った後にどれだけ早く立ち直れるか、そのスキルを常日頃から鍛えておくことが大切なのだと書きました。

私たち人間がグチを言うときのような心の状態は、植物が強い風に吹かれたり、人に踏まれたりして、横倒しにされているような状態だとします。

からからに乾いた葉や茎であったり、かたい枝であれば、横倒しになったときにぽきりと折れてしまいますが、弾力性のある植物であれば、いったんは倒されてもすぐに元に戻ることができます。

第一章で取り上げた、登山家の小西浩文さんにお聞きした生存時間72時間の壁を乗り越えられるかどうか、チリの落盤事故において絶望的な状況にありながら生還できることを信じて前向きに努力したことも、心の持ちようとしては同じでしょう。

仕事においても、人間関係においても、自分自身との関係においても、逆境となるような風が吹くことはあるでしょう。そのときにいったんはグチを言って、心が横倒しになってしまっても、元に戻れる強さとしなやかさがあれば大丈夫です。

自分を変え、周りを変えれば、人生が変わる！

人間は、幸せになりたい、家族も知人も幸せにしたいとして生まれてくるものだと思います。

人生において悪い災難が襲ってきたとしても人生の良い面を探して、そこに意識を集中してポジティブに生きる。それが自分自身だけでなく、周りの友人を明るくするし、私たちの住んでいる社会を少しでも良い方向へ導く姿勢であると信じています。

この本を手に取ってくださったあなたは、どうしてもグチを言ってしまうつらい状況にあるのかもしれません。

よくなりたいと思っているご自身の前向きな気持ちをほめてあげてください。

グチを少しずつでも減らし、言い方を変えていきましょう。

「ありがとう」が最初の一歩です。

良い言葉を使い、前向きな姿勢でいれば、自分が自分を励まし、行動を起こすことができるようになります。多くの人に好かれ、助けてもらうことができます。


状況は一気には変わらないかもしれません。

ですが、角度が0度と1度では、距離が延びるごとその差は大きく開いてきます。

変わろうと思った気持ち、言動の変化は、あなたを行きたい場所に近づけてくれ、あなたの人生をよりよいものにしてくれます。

自分のやりたいこと、実現したいことを見つけて、そこに目を向けて一歩ずつ努力していくこと。

人生のパートナーや同じ目的を持っている人を見つけて、お互いに励まし合っていくこと。

そのような豊かで変化のある幸せな人生をおくれるように本書がその一助となればと思っています。

●著者プロフィール

原祐美子（はら・ゆみこ）

産業カウンセラー。特定社会保険労務士。日本女子大学文学部卒業、法政大学経営大学院イノベーション・マネジメント専攻修了。大学卒業後、外資系計測器メーカー、参議院議員の公設秘書を経て現職。「話を聞いてもらえてよかった。いてくれてよかった」と思われるかかわり方をモットーに、中小企業数十社の労務に携わる。仕事の目標は「不幸な離職を少しでもなくす」こと。

マイナビ新書

グチの教科書

2015 年 7 月 31 日　初版第 1 刷発行

著　者　原祐美子
発行者　中川信行
発行所　株式会社マイナビ
〒 100-0003 東京都千代田区一ツ橋 1-1-1 パレスサイドビル
TEL 0480-38-6872（注文専用ダイヤル）
TEL 03-6267-4477（販売部）
TEL 03-6267-4483（編集部）
E-Mail pc-books@mynavi.jp（質問用）
URL http://book.mynavi.jp/

装幀　アピア・ツウ
印刷・製本　図書印刷株式会社

 ISBN978-4-8399-5576-2

Printed in Japan